Megan Hansen

梅根・漢森——著　羅慕謙——譯

改造新陳代謝 啟動燃脂力

6大關鍵重塑代謝系統 不需節食而且永遠不再變胖

Metabolism Makeover

Ditch the Diet, Train Your Brain, Drop the Weight for Good

高寶書版集團

專家推薦

「終於……出現這本推翻節食產業『少吃多運動』口號的書！我熱愛梅根對減重採取全面整體、身心並重的做法，就是這樣的做法使我終於從節食的惡性循環解脫出來，並治癒我的新陳代謝。她還教你如何探入你的潛意識，帶來真正的行為改變與長期的成果。這本書你非讀不可！」

——凱蒂・威爾斯，WellnessMama.com 創辦人

「梅根是健康養生世界中一股清新的暖流。她與自己的身體如此契合無間，並以簡單易行的方式協助大眾學會什麼做法對自己最好。在健康與減重上，不是只有一個標準做法，而沒有人比梅根更了解這一點了。我強烈推薦把《改造新陳代謝啟動燃脂力》加入你的養生之道。」

——勞琳・波斯蒂，《瘦女孩機密 Skinny Confidential》品牌與網站創建人

「梅根強調增加健康的肌肉有多重要，著實一針見血，因為這一點在減重過程中太常被忽略了。很棒的指南！」

——嘉比瑞．里昂醫師，肌肉中心醫學機構創辦人

「梅根以全面整體、合乎邏輯的方式來改善新陳代謝，會使每一個因遵循『少吃多運動』的過時營養哲學而停滯不前、感到挫折的人徹底改觀。《改造新陳代謝啟動燃脂力》將使你終於覺得有力量與能力達到長期的成果，而且一點都不覺得被剝奪了自由！」

——布莉吉德．提格米爾，執照營養師、整合與功能營養認證治療師、BeingBrigid 功能營養創辦人

「如果你非常關心自己的整體健康，需要一本指南來真正賦予你力量去徹底戰勝體重與心態的問題，把這本書列入你的必讀書單。梅根剖析新陳代謝的真相，並提供實際可行的步驟，讓你徹底達到真正而持久的改變。這本書你非讀不可！」

——蒂娜．安德森，Just Thrive 執行長與創辦人之一

「我一口氣就把這本書讀完了。它使我開懷大笑、使我傷心落淚、使我反覆思考。我生命中的女性，若需要專業、風趣而真實的專家鼓舞，我都會推薦這本書。梅根的文字深入人心、顛覆傳統，賦予讀者勇氣去接受自己是不斷在進展的傑作與工作。她教導讀者深入回歸真實的自己，無論是在哪個人生階段。」

——艾琳·尼采柯醫師，美國運動委員會（ACE）認證健康教練、體能營養專家、治療性運動專家

CONTENTS

前言

回首前程

我還記得我第一次趴在臥室地板上吃掉一整罐花生醬的景象。當時我十九歲，在大學念營養學系，那學期，我們有一堂專題課就是自己去體驗病人的減重計畫：

- 第 1 步：決定病人需要多少卡路里來維持目前的體重。
- 第 2 步：使用漢威博士的理想體重量表，依據病人的身高來決定其目標體重。
- 第 3 步：計算病人應減掉多少體重，並依此決定病人應減少攝取多少卡路里。3,500 大卡可轉換成約 0.5 公斤的體脂肪，因此要減去 0.5 公斤的體重，應減少攝取 3,500 大卡。
- 第 4 步：立下卡路里攝取目標（食物！）與卡路里消耗目標（有氧運動！）。如果目標是一週減少 1 公斤的體重，那麼病人於該週應減少攝取 7,000 大卡，或者是每天減少攝取 1,000 大卡。實際做法往往就是每天減少攝取 500 大卡，並做足夠的有氧運動以再消耗 500 大卡的熱量。

- 第 5 步：在飲食與運動日記上記錄卡路里的攝取與消耗，確定一切照計畫進行。
- 第 6 步：觀察體重是否依據以上的公式準確地下降。

我們的功課就是依上述做法為自己計算出所有的數值，並在一段時間內寫飲食與運動日記。理論上，這是一個很好的主意，因為親身去體驗病人要經歷的減重計畫，我們就更容易對病人的這個重大生活轉變表現得更體諒與寬容。

我們有兩個選擇：如果覺得想減重，那就減少卡路里的攝取；不然就是維持目前的卡路里攝取（也就是你的身體保持目前體重所需的卡路里）。我選擇減重，因為根據我們所使用的理想體重量表，我可以再減掉約 2 公斤的體重。

接著好幾週，我每天只攝取 1,200 大卡、還擠出 1 小時去跑步，某一天晚上我吃完晚飯回到家，覺得肚子餓到難以忍受，我餓壞了。我從室友的櫥櫃抓出一罐 Jif 花生醬，把整隻手伸進去，而且我沒就此止住，直接徒手毀掉那整罐花生醬。

之後，我精神恍惚地坐在地板上，納悶剛剛到底發生了什麼事。我感到惱怒、噁心、窘迫。我室友一定會氣壞了。但是最重要的是，剛剛吃進去的卡路里讓我的恐懼緩緩出現。我爬到床上，躺在那，納悶明天該怎麼把那些額外的卡路里消耗掉。我可以早起，上課前去運動；或是略過早餐；或是晚上不跟室友們出去吃飯；或是那整週完全不吃碳水化合物。

這些做法沒有一個能解決實際的問題，**因爲眞正的問題從來不是卡路里，眞正的問題在我的腦子裡。**運動過度與挨餓使我對食物與身體產生一種病態的執著，結果只使情況更糟糕。而且這個做法還使我更飢餓，更加把我推入那「狂吃後又節食」的惡性循環。如果我當初先自問，為什麼我會做出徒手挖完一罐花生醬吃掉這樣的怪事，就不會浪費那幾年一再演出這樣的景象了。

但是接下來那五年，我在飲食上只做出一連串的怪事。如果無法控制飲食的選擇，我就避開社交活動。我深夜躲在衣櫥裡吃室友的 Pop-Tarts 夾心餅乾。我從週一到週四完全不吃碳水化合物，這樣整個週末我就可以盡情享用伏特加與希臘烤肉捲。我把一罐甜菜帶到派對上填飽肚子，這樣我就不會吃披薩。總之，我活在一個不斷反覆的循環中，對自己感到無比羞愧，因為我大學念的專業，就是以後想幫助他人控制食物與體重，但是我卻無法控制自己的食物或體重。

我以 3.9GPA 的成績大學畢業，進入我的首選營養學實習計畫，之後我以全班最優的成績畢業，並一次就通過證照考試。我是一個新出爐的模範營養師，在完成學業後體重增加了 11 公斤，並對食物與自己的身體有著嚴重錯亂的關係。

我不太確定我是怎麼讓飲食與體重跌到谷底的，不過就在考過執照考試、成為註冊營養師後沒多久，我碰巧讀到一篇文章，裡面說每週只要重訓幾小時，減重的效果比每天跑跑步機更好。這說法在我眼中根本沒道理，因為 1 小時的有氧運動所消耗的卡路里遠超過重訓 1 小時。讀完整篇文章後，我覺得一切還是很可疑，但是，我真的超痛恨跑步的。

接下來發生的事，徹底改變了我的人生軌道。

我完全放棄有氧運動，開始在我家附近的健身房重訓。一個月內，我減掉了 2 公斤的體重。但是使我吃驚的不僅於此，我還經歷了其他的劇烈轉變。我身體發炎的狀況減少了，我的脹氣減少了，而且我早上醒來時不再覺得像是前一晚被卡車撞過一樣。

於是我開始納悶，**我還有哪裡做錯了？**

我開始質疑我整個以「卡路里攝取／卡路里消耗」理論為基礎的減重教育。於是，我開始去尋找答案。我找出大學時的人體新陳代謝課本與筆記。我當時多愛這一科啊！我還記得它是我大學期間的頓悟時刻，因為我在生物、生化、解剖與生理課上學到的東西，終於融會貫通起來了。我看著這本六百頁厚的課本，裡面描述了我們的身體如何代謝蛋白質、脂肪、碳水化合物、纖維、維他命、礦物質、電解質，還有身體的每個系統在這個程序中如何互相溝通。沒錯，它也涵蓋了熱量平衡的重要性，但是我現在從親身的經驗知道，真相顯然不僅於此。

比如說，人體裡有各種荷爾蒙控制你的食慾，而這些荷爾蒙可被啟動或關閉，不只基於你吃**多少食物**，也取決於你吃**什麼種類的食物**。因為食物的種類會影響你的血糖高低、影響身體消化食物的速度、以及從腸胃傳到大腦的訊號，而這全都會直接影響到食慾的調節。

於是，當時我試圖以燕麥、低脂優格、沙拉與有氧運動勉強度日時，不出意外的最後會落到晚上九點鐘坐在地板上把臉埋進一罐花生醬的下場。我的飢餓荷爾蒙「飢餓素」往上飆升，而我的飽足荷爾蒙「瘦體素」則跌到谷底，防止我的身體因為這些低卡路里食物而餓死。我的身體在大喊：**餵我吃東西！**

不是另外一種節食法

每年有四千五百萬個美國人採用某種節食法。節食為一個價值七百三十億美元的產業，要我們計算、追蹤、去除、少吃、多運動；然而，取決於你看的是哪一個研究，我們知道這些節食法長期下來有 90% 左右都會失敗。但是我們依舊不斷採用某種節食法，因為在第一次節食時所經歷的立即減重效果，在我們腦中已創造出一種正面的聯想，難以擺脫。而你所託付的營養專家，已學會推銷這些成功率糟透了的減重策略。節食產業在全球的影響力是如此巨大，甚至還滲入了我們的教育系統。

當我開始更深入研究我們的身體如何代謝食物、如何燃燒與儲存脂肪，以及什麼會驅動飢餓與飽足，我開始徹底改變對食物的想法。我還是非常專注於減重，但是我捨棄了計算卡路里的做法，以及節食產業告訴我必須遵守的各種規則。相反地，我把重點放在探索哪些食物會使我飽足、哪些食物會引發狂吃的衝動、哪些食物能在運動後給我能量、還有哪些食物能讓我晚上睡得更好。我從自問「**我還能夠少吃多少？**」轉移到「**我還能夠多照顧我的身體多少？**」而接下來的那一年，我不只甩掉了之前增加的體重，還在這個過程中療癒了我與食物及身體之間的關係。

你的故事也許跟我的故事不一樣，但是我猜想，你之所以會拿起這本書，是因為你抱持著下列三種信念之一：

1. 我什麼都堅持不住，無論是節食或別的事情。我太沒有意志力了！

2. 我可以 100% 堅持某種節食與運動計畫，但是反正也不重要了，因為無論是哪一種，對我都沒效果。我 1 公斤都減不掉！

3. 我不想節食，因為我知道它們沒效。但是我依舊覺得自己像團廢物，而我不知道該怎麼改變。

也許你就跟發狂吃掉一罐花生醬的我一樣，也感到非常挫折，因為儘管遵守節食產業的規則，卻依舊無法得到你想要的結果。你可能覺得自己失敗了。或是覺得你的身體沒救了。你可能心灰意冷、想放棄了。而如果你還跟我一樣在健康產業工作，你可能還覺得自己在自欺欺人。

如果這多少在描述你的狀況，請跟著我繼續讀下去。讀完本書後，你會得到需要的工具，不只能用來減重，而且還讓你再也不需要採用任何一種節食法。

我很榮幸見證到各種年齡、各種背景的人修復他們的新陳代謝、減掉體重，並療癒他們與食物之間的關係。我可以告訴你：當這些人決定捨棄節食產業的規則時，他們徹底改變了自己的生命。他們不只是減掉體重，開始對自己的身體感到自信滿意，我還見證到他們：

- 不再對食物懷著病態的執著，也不再浪費時間追蹤吃入口中的每一口食物；
- 去應徵以過去的體型永遠不會去應徵的夢想工作，而且還被錄取；
- 擺脫多囊性卵巢症候群，月經週期從 84 天恢復為 32 天；
- 使用約會軟體，而且認識夢想伴侶；
- 暴食症與嗜食症的症狀減緩；
- 25 年來第一次於度假時穿泳裝照相；
- 逆轉大腸憩室炎、胰島素阻抗與糖尿病前期；
- 皮膚更光滑，下午不再昏昏欲睡，擺脫長期脹氣；
- 更容易坐到地板上跟自己的小孩玩耍。

前節食者案例

莎拉第一次來找我時，已受夠了節食。她已徹底放棄，決定接受她這一輩子大概永遠都會肥胖的沮喪事實。但是她覺得「捨棄節食」的做法很吸引她，於是她決定試試看。不到一週，她就注意到自己整個人感覺更好。她的精力增加了，想著食物的時間減少了，儘管要再過一段時間她才會在體型上看到效果，她開始感覺到這一輩子從沒感覺到的自信。兩年內，她的尺碼從 22 號減為 10 號。她現在很輕鬆地維持這個體重，而且更重要地，她一點都不擔心有可能再復胖。

你有能力在這個過程中改變你的身體，改變你整個人生。關鍵就是要了解你體內的新陳代謝如何運作，並深知你的腦子在這一切所扮演的重要角色。

先說清楚：這本書不是某種減重策略，也不是另外一種節食法。相反地，這本書有點像個藍圖，給你知識與權力去決定要吃什麼、怎麼運動、怎麼生活，以照顧你的身體，無論你正處於人生的哪個階段。

如何使用本書

這本書適用於已將超市裡每個食品的營養標示背得滾瓜爛熟的節食老手，也適用於即將第一次學到巨量營養素的讀者。私人教練可以用，從沒舉過啞鈴的人可以用，介於這兩者之間的每一個人都可以用。

這也是一本你可以按自己的速度使用的書。也許你在看完本書後，決定三天之內就斬草除根，徹底改造你的生活，也許你決定先從早餐開始進行改變。兩種做法都很好，都可以對你的身體與生命帶來永久的正面轉變。無論你處於人生的哪個階段，你朝改造新陳代謝所踏出的每一步都會逐漸重新調整你的身體，使它恢復到健康的新陳代謝。

在接下來幾章，你會學到所有需要的知識，了解你的身體如何燃燒與儲存脂肪，了解你的食慾如何受到調節，並體會到這一點：深入了解新陳代謝、了解心態在控制體重上所扮演的角色，是長期成功的關鍵因素。

我在本書中穿插了好幾個專欄，補充說明你可能有興趣的主題，此外還有簡短的案例報導，讓你看到與我共事過的男男女女有些就跟你沒有兩樣。有些名字基於隱私經過更動，但是所有的故事都是真實的。

讓我們快速瀏覽一下每一章的內容。

第一章：新陳代謝生態系統

我們先從科學開始。在第一章會探索新陳代謝這個概念，以及它如何影響你。你會發現你採用過的每一種節食法都失敗的頭號原因、為什麼意志力從來不是問題，以及節食如何最終導致你的新陳代謝「瓦解」。然後你會認識我所謂的「新陳代謝生態系統」：控制血糖、肌肉、活動、良好的睡眠、壓力管理、健康的腸道。這六大支柱是新陳代謝健康的基礎，之後幾章我們會一一詳細探索每一支柱，這樣你就可以學會如何飲食、健身、活動、睡眠、管理壓力，並照顧你的腸道，無論是在生命的哪一階段。本章最後有一個小測驗，可以協助你評估目前的新陳代謝健康，並做為以後比較的基準。

第二章：控制你的血糖

這一章會徹底改變你對食物的想法。它會教你蛋白質、脂肪、碳水化合物與纖維如何被代謝；哪些食物能夠使你長時間感到飽足，哪些食物則容易讓你吃飽後短時間又感到飢餓，突然有狂吃的衝動；以及血糖控制一直是減重公式中被忽視的一環。你會找到一個詳盡的自備餐搭配組合表，提供你無窮無盡的點子，讓你自己組合出可輕鬆維持血糖穩定的早餐、午餐、晚餐與點心。這一章還會指導你如何算出你身體需要多少食物，以恢復新陳代謝健康。

第三章：肌肉就是金錢

在第三章，你會發現為什麼肌力訓練對新陳代謝健康來說是不可或缺的要素，哪些肌力訓練能在最短時間內帶給你最大的效果，以及為什麼鍛鍊肌肉比有氧運動更能有效加速燃燒脂肪。總之，你的肌肉越多，休息期間所燃燒的卡路里就越多，身體能容忍的碳水化合物也越多，同時又不增加體重。我還會給你一個以研究結果為基礎的「30 天肌力訓練計畫」，讓你馬上就可以展開你的新健身計畫。

第四章：活動：活在動中

減輕體重是很好，但是你有沒有想過到了九十歲還能夠不需要協助就可從坐著的姿勢自己站起來？在這一章，你會發現為什麼活動你的身體不只是今天能夠支持你的新陳代謝健康，還能讓你年老後生活品質更好。大多數人老年時是因為活動受限（而且缺乏肌肉！）而有健康與體重的問題，但是看完第本章後，你就有能力去改變這一點。如果你找不出時間多活動，我還為你列出許多有趣的方式，可以把活動融入其他的日常習慣。

第五章：睡眠是你的萬靈丹

這一章帶你走出飲食與運動，讓你看到（或是提醒你）睡眠對身體減重的能力的巨大影響。你會領悟到這整個新陳代謝生態系統有多環環相扣，並把一切融會貫通。你會學到晝夜節律是睡眠的最高統治者，以及如何利用你的晝夜節律，以得到更多、品質更好的睡眠。

第六章：沒錯，你可以戰勝壓力！

在第六章，我會帶你重新檢視你目前如何處理生活中的壓力。為了達到理想的新陳代謝健康，你必須了解各種壓力會如何影響你身體減重的能力。你會得到一個非常簡單上手的行動計畫，引導你找出與去除最容易去除的壓力源，如此開始減輕身上的壓力。然後你還會學會如何以各種策略擴大你的「壓力桶」，也就是增進你的受壓能力，像是心態工作、自由書寫、呼吸練習與冥想等。

第七章：健康的腸道

你可能已聽說過健康的腸道很重要，聽說過腸道問題可能會導致消化疾病。但是你可能不知道，這些問題還可能引起慢性發炎，進而搗亂整個新陳代謝生態系統。這一章會給你一個行動計畫，教你如何照顧好腸道裡上萬億的細菌，因為這些細菌在腸道、大腦與神經系統之間扮演著關鍵的溝通角色，而這個溝通過程反過來又會影響我們的生理與心理健康。

第八章：訓練你的大腦

讀到這一章時，你跟你的身體會有一個完全嶄新的關係！你會有一個具體的行動計畫，決定怎麼繼續前進。也許你決定徹底改頭換面，一次把食物的種類、運動與活動的方式、睡眠時間與心理健康練習全改過來。也或許你決定先從可以堅持的部分開始，像是自己準備上班期間的午餐便當，而不再買外食。無論如何，你會改變自己思考的方式，準備好學會減重的藝術。我還會為你說明一個特別的練習，這個練習改變了我的一生，也改變了我上千名客戶的一生。用它來訓練你的大腦，協助你朝著新目標穩定前進。

第九章：學以致用

在這最後一章，我們把減重的藝術與科學合而為一，創造出神奇的魔法。我會教你一個簡單的三步程序，讓你掌控一週的生活，並排除通常會妨礙你的因素。我還會教你什麼是「次佳選擇架構」，這樣你就有能力在遇到意外狀況時隨機應變，像是早上開會時突然出現甜甜圈、週三晚上約會喝酒，或是去馬爾地夫度假兩週。我會教你如何處理我們通常視為「節食危險地帶」的狀況，像是週末、度假、假日、旅遊等，不失樂趣、充滿彈性，讓你既感到心滿意足，同時依舊朝目標前進。而且，沒錯，我們還會探討如何讓酒精也融入你的生活！

你不可能失敗！

我不在乎你是純素主義者、酒吧調酒師、新手媽媽、男性、女性、二十出頭或六十出頭、是不是有多囊性卵巢症候群、是不是懷孕了，這是一堂生物課，不是一種節食計畫。每一個人都可以報名上一堂科學課，因為每一個人都有權利去了解自己的身體如何運作。唯一的不同是，在這一堂課你不可能不及格。學習重新建立起與身體的關係是一個持續的學習經驗；身為人類的我們總是在學習，總是在成長為新版本的自己。

讓我們全心投入吧。

第一章
新陳代謝生態系統

容我跟你介紹亞莉克絲。她就代表幾乎所有嘗試過節食的人。也許她也反映出某個版本的妳。沒錯，甚至是你，我的男性讀者。我很多客戶都是女性，因為從統計數字上看來，比起男性，女性常常對自己的身體更不滿意、更容易出現失調的飲食行為、也更可能嘗試不同的節食法。女性比男性更常想到食物與自己的身體，而且通常是從負面的角度。但是這並不意味著世界上就沒有上百萬的男性也有飲食與體重的問題，而本書所傳達的科學知識對男性與女性一樣適用。

所以，亞莉克絲決定減重，而她的第一步就是節食。她結合幾種常見的策略，比如說：

- 降低卡路里的攝取；
- 減少碳水化合物的攝取；
- 減少脂肪的攝取；
- 去除像是下列的食物：奶製品、穀類、豆類、肉類、動物製品、加工食品、糖；

- 增加在健身房健身的時間；
- 增加鍛鍊的強度；
- 縮小進食窗口（即延長斷食時間）；
- 去除酒精；
- 避免社交活動。

基於這些行為的改變，亞莉克絲會看到體重開始下降。她既感到興奮，又有被鼓舞的感覺。少吃多運動造就出更好的體型，隨之而來的是親朋好友的讚美與暫時突升的自信。隨著體重下降，她的大腦將這些飲食行為與多巴胺被釋出的感受串連在一起，像是又能穿上一條舊牛仔褲、受到同事或甚至是母親的稱讚等。但同時，對於跳過一次健身或享用一塊乳酪蛋糕所產生的恐懼也開始悄悄出現，而這都不是她以前每天會想到的事情。她開始減少每一餐的份量，有時還不吃早餐，說自己在「間歇性斷食」。然後她開始覺得餓，需要咬緊牙關忍過飢餓與狂吃的衝動，然後「飢餓成怒」導致晚餐後狂吃，最後又責怪自己沒有意志力。

亞莉克絲開始在吃餅乾時譴責自己。如果吃一塊餅乾會毀了當天的飲食計畫，那麼吃三塊不也一樣？或者六塊。她注意到自己開始在飲食與運動上不那麼堅持時，體重很快就回升。這一定是因為她「變老了」，新陳代謝變慢了（我常聽到二十幾歲的女性這麼說）。於是她決定加倍努力，開始逼自己早起去健身房健身，儘管她的身體在大喊要她休息。

一段時間後，亞莉克絲的生活型態終於使她筋疲力竭、無法持續下去。而且最糟的是，這種生活型態使她根本無法生活。遵照節食產業的規則使她從一開始就與自己的身體對抗，而且是一場注定失敗的對抗。

她的體內到底發生了什麼事？

那麼，她的體內到底發生了什麼事？讓我們先來了解人體如何運作。

首先，人體需要卡路里才能運作。卡路里來自於各種食物來源，如蛋白質、脂肪、纖維與碳水化合物。新陳代謝就是你的身體吸收這些卡路里、然後將之轉換成能量的過程。換句話說，就是人體燃燒卡路里的效率。稍後，我們會分別說明不同的食物種類如何被代謝、如何影響我們的飢餓荷爾蒙與飽足荷爾蒙、如何影響我們的血糖高低，以及荷爾蒙在人體燃燒脂肪的能力上所扮演的角色。然後我們會探討其他因素如何影響體內的新陳代謝，像是我們如何活動、運動、睡眠、處理壓力與度過日常生活。在此刻，我們只須先記住：沒有卡路里提供能量，人體就無法運作。

我們常認為卡路里只會影響我們的體重，但其實我們的身體需要卡路里來輸送血液、呼吸、消化，並日日夜夜維持各個器官的功能。我們也需要卡路里所提供的能量來做所有的事情，從慢跑五公里、把球丟給你的狗到跟朋友擊掌都一樣。卡路里其實很重要。如果我們嚴重限制攝入體內的卡路里，身體就會跟著調適，變成需要更少的卡路里來存活。

以維持體重來說，亞莉克絲每天需要 2,000 大卡，因此她開始限制卡路里的攝取、每天只吃 1,400 大卡時體重便開始下降。但是因為她接下來幾個月每天都只吃 1,400 大卡，**她的身體開始適應這個更低的卡路里攝取，因此最後只需要 1,400 大卡便可維持體重**。想像你的車油箱只有四分之三滿，卻需要行駛一段汽油全滿時才能行駛的距離。這時你要不就得找到一條捷徑、學會使汽油的使用效率更高，要不就得再加油。你的身體也是如此。

因爲我們的身體會竭盡全力抵抗卡路里被限制的狀況，因此節食先天上就不會奏效。沒錯，這句子你沒看錯。限制卡路里攝取的節食法注定會使你失敗，因為我們的身體有一定的運作方式，你怎麼樣也無法改變！而且節食的後果還不僅限於此。

這就引出了我第二個重點：你無法將大腦與身體分開。節食在心理層面上就注定會使你失敗，因為你開始把食物與增重畫上等號。這種對食物的恐懼又稱為「食物焦慮」，而當食物焦慮主宰了你腦中做決策的部分，就可能產生下列的結果：

- 老是想著食物：像是晚上睡覺前想著隔天早餐要吃什麼，或是早餐期間就想著午餐與晚餐要吃什麼。
- 失調的飲食習慣：像是先嚴格限制、接著又暴飲暴食，或是為了控制體重而飲食習慣缺乏彈性或缺乏規律。
- 覺得對某些食物「缺乏控制」，或是想到之前吃進的食物或分量時感到自責、羞愧或反感。
- 對於自己無法控制的飲食狀況感到緊張，像是婚禮、度假、每人貢獻一道菜餚的聚餐、無法自己點餐的晚餐，或是拜訪親友時。

運動健身的狀況也是如此，像是一段時間無法健身運動時感到緊張焦慮。

一旦減重與限制飲食畫上等號，這觀念就很難改過來。

很可能一開始這只是個看來無關緊要的想法小改變。限制卡路里與啟動意志力來改變行為，這一開始還可能使你很興奮。因為人類是一種會被樂趣所驅動的動物，當限制飲食會對身體帶來體重減少的樂趣，你大概就不覺得對食物感到焦慮長期下來會帶來危害。就像這樣：你對薯條感到恐懼也許還是好事，因為你本來就不應該吃薯條，不是嗎？

對食物感到焦慮的惡性循環；吃太多與吃太少；一段時間吃低碳、低脂或低蛋白飲食；長期運動過度、咖啡因過量與禁食……最終勢必步上毀滅，毀壞新陳代謝。

新陳代謝問題與心中悲慘痛苦

最後，所有的節食法都會導致某種形式的新陳代謝問題。這在表面上可以看起來像是體重增加、體重無法減輕、疲憊、焦慮、憂鬱、掉髮、消化問題、經前症候群、經期不規律、胰島素阻抗、多囊性卵巢症候群、性慾低下，或是整天身體發冷。我在第六章會仔細說明這些狀況如何以及為何會出現。

你之所以可能會經歷這些問題，是因為你只拿到一捲大力膠帶（一套節食規則），卻被期望要建起一棟屋子（減重）。這並不是最好的建築材料，是吧？你不只注定永遠無法完成計畫，最後還只能建起一個最終會崩塌的脆弱結構。

你給自己施加了那麼大的壓力，想成功減重，但是你從來沒得到正確的工具，因為沒有人給你正確的工具。

我們再來看看亞莉克絲。三年前的節食法只讓她一開始瘦了幾公斤，而且最終使她感到疲憊、脹氣、對食物感到焦慮、對自己的身體不滿意。而如果她就跟 90% 以上的節食者一樣，她可能體重就跟三年前一樣，甚至還更重。

我敢打賭，就算你的經歷跟亞莉克絲不完全一樣，至少也有部分類似，因為亞莉克絲結合了我的輔導計畫中見到的三種客戶：

1. 認為自己什麼都堅持不了的人，也許基於過去的經歷，也許因為沒有意志力。他們知道自己無法減重，常常覺得自己很失敗。

2. 什麼都做對、可以堅持任何一種節食與運動計畫的人，但是什麼都不奏效。他們不記得自己什麼時候曾不努力嘗試減重。

3. 只想要有一次對自己感到滿意的人，但是面對外界大量的資訊卻感到不知所措，只想知道什麼方法會有效。儘管這些人不把自己視為節食者，卻是節食心態的受害者，一心想找到正確的途徑，達到理想的健康與長期的成果。

你是哪一種？你是其中的一種嗎？還是兩種的結合？也或許你三種都經歷過？無論你是哪一種，你之所以會拿起這本書，是因為你本能地知道節食沒有用。

節食只教你跟自己的身體對抗。

節食只教會你：你不能信任自己決定要吃什麼。

節食只使你相信自己沒有自制力。

亞莉克絲相信節食產業的承諾，也就是如果她少吃、多運動，就能夠得到她渴望的體型成果。她的確得到那些體型成果，但只是暫時的。當亞莉克絲的大腦將這些成果與限制飲食畫上等號，她的心理健康也受到影響。對食物的焦慮開始緩緩出現。她對食物開始產生病態的執著。最後，導致體重上上下下的節食最終也危害到她的生理健康，其表現就是新陳代謝問題，與心中感到悲慘痛苦。

亞莉克絲的減重過程看起來就像這樣：

節食產業

體型
先從減重開始

↓

心理
與食物及身體的關係遭到扭曲

↓

生理
新陳代謝受損

如果亞莉克絲把這個模式反過來，她的減重過程看起來就會**大不相同**：

改造新陳代謝

生理
先從新陳代謝開始

↓

心理
與食物及身體的關係積極正面

↓

體型
體重減輕，不再變胖

讓我們來仔細看看掌握這個知識會如何改變亞莉克絲的故事。

亞莉克絲 2.0 版

亞莉克絲 2.0 版想減重，但是她知道傳統的節食法過去從沒奏效，於是她決定自己來掌管體重與命運。

她先從生理層面開始，研究身體到底如何燃燒與儲存脂肪。她發現蛋白質、脂肪、碳水化合物與纖維如何被代謝，以及他們各個在飽足、飢餓、能量、脂肪燃燒與脂肪儲存上所扮演的角色。她學到如何控制血糖，以及血糖對減重的影響。她發現要減重，不只是減少卡路里的攝取就好了，功能良好的新陳代謝也很重要。

有了這些知識，亞莉克絲覺得自己完全可以獨立自主。她可以既快速又簡單地去加速與支持自己身體運作的方式！她不覺得自己必須遵守某種「計畫」，她只需要利用學到的知識，就能夠就食物與自己的身體做出決定。這份知識賦予她自信，去做出理性的選擇，而且符合她的目標。她現在知道，根本沒有所謂「錯誤的」選擇。在為自己做出自主的決定時，她不可能「失敗」。這不是「直覺性飲食」，而是「**有根據的**直覺性飲食」。

了解自己的身體如何運作後，亞莉克絲對食物的心態徹底改變，而且能夠自信自主地走進任何狀況，像是歡樂時光、度假、週末，而不再感到焦慮無助。這樣減重，不只能夠持久，而且成效穩定。而持久加上穩定，就等於永久的體型成果。

直覺性飲食有效嗎？

按《美國飲食障礙協會》的定義，「直覺性飲食」就是去選擇讓你感覺好的食物，不批判你自己，也不考慮節食文化的影響。我完全贊同去反對節食文化，但是我也發現，習慣節食或限制飲食的客戶並不總是知道什麼叫做「感覺好」，因為他們已跟自己的身體脫節太久了。如果你跟自己的身體脫節了，就很難知道決定吃一根士力架巧克力是基於狂吃的衝動、血糖失調，還是一個真的感覺正確的決定。

因此，基於我的研究與經驗，我推薦「**有根據的直覺性飲食**」。這其實只表示你要先了解人體的新陳代謝，然後就你每天要如何賦予你的身體能量，依此做出有根據的決定。

你的身體大概永遠也不「需要」士力架巧克力，但是突然想吃高糖、高卡路里的食物可能表示你在肌力訓練後沒有妥當進食、沒吃早餐，或是在一場重要的會議報告後，你的血流裡滿是皮質醇。有了從本書學到的知識後，你就會知道那狂吃的衝動是怎麼出現的，然後你就能夠決定，享受一根士力架是不是正確的選擇。（也許你就只是真的很愛吃士力架，決定偶爾讓自己享用一根。如果真是如此，你也會知道！）

你通常很快就會發現，如果你仔細傾聽，你的身體會跟你說話。最近我跟一位客戶說她的身體會開始告訴她它需要什麼時，她只笑說：「我的身體？我的身體只知道它想要什麼，不是它需要什麼。」兩週後某天，她在外頭辦事，突然心想：**我眞的需要吃點碳水化合物**。她當場呆住了。她已了解碳水化合物在體內的作用，而且過去兩週持續依身體的需求在飲食中包含適量的碳水化合物，因此她準確地知道自己的身體在那一刻需要什麼。

如果亞莉克絲 2.0 版面對著是否在辦公室吃一個甜甜圈當早餐的選擇，她可以基於自主與自信做出決定，而非基於對與錯。如果她決定吃甜甜圈，也不會陷入恐慌、失去控制。她就只是吃掉甜甜圈，然後繼續過日子。

亞莉克絲 2.0 版再也不會狂吃或節食，因為吃東西沒什麼大不了。她每天都覺得很滿意，所以為什麼要節食？一段時間後，她的體重下降了，而且是持續地。要維持現在的體重很簡單，方法就跟開始減重時一樣。

此時一切就真的很有趣了，因為當你了解你的身體如何運作，你就可以仔細傾聽與闡釋它所傳送給你的訊息：**我餓了嗎？我累了嗎？這是狂吃的衝動嗎？我需要更多碳水化合物嗎？**一切都在你的掌控中。

答案就在「為什麼」

我工作時協助的每一位客戶，無論是二十四歲或六十四歲，都熟知營養與運動在減重公式中的角色。然而，沒有一個人知道他們的新陳代謝如何整體運作。

每一種節食法都為他們列出該吃或避免的食物，或是每天要達到的數字。他們被教會如何開車，但是從來沒有人給他們使用手冊。於是，如果某個警告燈亮起，他們不知道是什麼意思，也不知道該怎麼處理。他們就只是繼續往前開，直到最後終於崩潰，然後打電話給我。

我發現，他們不需要學會「如何」（減重的體型層面），他們需要學會的是「為什麼」（生理層面）。

大多數人都需要一個「為什麼」。為什麼我不應該每天早上吃甜甜圈當早餐？「因為醫生這樣說」也許對六歲小孩有效，但是對大人沒效。（但是說實話，這對六歲小孩真的有效嗎？）

我的客戶一旦開始了解體內的新陳代謝如何運作（生理層面），腦中就像有個開關被扳了過去（心理轉變）。他們領悟到，他們不需要為了讓週末可以享受生活，而從週一到週五都「乖乖的」。他們隨時隨地都可享受生活。一切再也不是「全有或全無」的狀況——他們可以在這兩者之間既感到心滿意足，又不脫離軌道。體重雖然並不總是立刻會下降，但是一段時間後總是會下降（體型層面的成果！），甚至大多數的客戶還表示他們「吃得比以前還要多」。

減重失敗不是體型層面的問題。只專注於減少磅秤上的數字或是減去腹部的脂肪，正是你以及你試過的每一種節食法做錯的地方。無法減重的實際根源在你的大腦與生理層面。但是好消息時，你有能力去改變這兩者。

六大支柱

這些客戶並不了解飲食與運動只是新陳代謝生態系統中的一部分。

新陳代謝生態系統建立在六個支柱上，這六個支柱是你新陳代謝健康的基礎。這是你減輕體重、而且永遠不再變胖的黃金門票：

1. 血糖控制：我們血中的糖來自於吃進的食物，而且它是我們身體最主要的能量來源。血糖控制就是我們身體把血糖維持在正常範圍內的能力。血糖未控制在正常範圍內，會導致狂吃的衝動、飢餓、體重增加、胰島素阻抗、第二型糖尿病、荷爾蒙失調、情緒不穩、易怒、疲憊、發炎等等。

2. 肌肉：肌肉是我們身上代謝碳水化合物最主要的地方，而且對於我們每天燃燒多少卡路里有直接的影響。肌力訓練可增加肌肉並燃燒更多脂肪，因此改變你的體型。

3. 活動：不要跟「運動」搞混了，「活動」是「活」在「動」中。走路、健行、站著而不坐著、行動能力訓練、伸展等都屬這個範圍，而你每天活動的方式與頻率不只會影響你今天的新陳代謝健康，還會決定你年老時如何行動與生活。

4. 良好的睡眠：良好的睡眠對我們身體的生理與心理修

復過程非常重要。我們日間的認知功能、情緒管理、壓力反應、行為與胃口全都取決於我們夜間的睡眠品質。

5. 壓力管理：壓力荷爾蒙會壓抑所有的生理功能，從你的消化系統、新陳代謝一直到你的免疫功能。當我們承受過多的壓力時，身體的天然節律會被擾亂，進而可導致數不盡的健康問題，像是體重無法減輕、長期發炎與消化問題。

6. 健康的腸道：你的消化系統裡住著上萬億的微生物，也就是所謂的「腸道菌群」。腸道菌群調節許多的生理與心理功能，從皮膚、心臟、精神健康一直到你的消化系統等等。

這六大支柱並非相互獨立。這是一個內部相輔相成的系統，每一支柱都以不同的程度依賴其他的支柱。如果只有一個支柱被忽略，也會在整個生態系統中引起連鎖反應。這裡舉幾個例子：

- 睡眠會影響血糖、飢餓荷爾蒙與飽足荷爾蒙、壓力反應、腸道菌群、健身後復原的能力，以及精力狀態。
- 肌肉影響身體一次能夠代謝多少碳水化合物，以及身體在休息時燃燒多少卡路里。
- 活動與運動會影響你睡眠的品質，以及你處理壓力的方式。

- 運動過度會導致消化問題，並增加身體的壓力負擔。
- 你管理壓力的方式會影響你睡眠的品質與長短、腸道細菌的平衡、腹部有多少脂肪，以及一連串荷爾蒙反應，而此荷爾蒙反應進而又會影響新陳代謝、飢餓感與飽足感、胰島素反應與精力狀態等。

也許因為你是新手爸媽、睡眠不足，或是因為受傷了目前無法運動，在你陷入恐慌之前不用驚慌！這個系統意圖在賦予你權力，而非限制你的權力。你會有很多的機會支持你的新陳代謝與照顧你的身體，不僅僅限於飲食與運動上。而就跟生命中大多數的狀況一樣，你可以應用 80/20 的規則，也就是如果你把這個生態系統的 80% 做對了，不得以時剩下的 20% 也可以寬鬆一點。

好，我的意思不是你可以消極地想：「好啦，睡不好就算啦！」我的用意是在鼓勵你，像是如果你拉傷肌肉、三週不能運動時，根本不需要舉手投降、大喊「管它去死」、然後自暴自棄。你可以先把運動放在 20% 那部分，專注在其他那五個支柱上就好了。

前節食者案例

下面幾個例子可以讓你看到如何彈性使用新陳代謝生態系統，無論你目前處於生命的哪個階段：

- 梅根是單親媽媽，同時在寫書、養育女兒，並經營一個正在逐漸擴大的業務（沒錯，就是我）。由於她事情很多，就常常叫外送來確保隨時有可維持血糖穩定的餐食。這樣她就有多餘的時間與精力去健身，並準時上床睡覺。
- 里昂是夜班護士。他非常注意自己的血糖，因此自己準備便當帶去上班，並盡可能定時吃飯。他知道自己在飲食上的彈性不大，也無法控制自己有多少壓力，因為他能得到的睡眠量（與品質）並不固定，而這部分總裝在「我無法改變的那20%」裡。
- 卡蜜兒剛生完小孩，睡不好、壓力大、沒有時間上健身房。但是她知道如何控制血糖，有機會就出去散步，而且她非常注意每天進行舒解壓力的練習（第六章還會詳細說明）。

◆ 班尼特的會計工作壓力很大，每天工作時間長達 12 小時。因此他總在週日先做好飯，一週內總吃一樣的早餐與午餐，簡單省事。他還每天下午在行事曆上空出 30 分鐘在家健身、養成邊走路邊講電話的習慣，而且工作日不喝酒，以減輕身體的壓力負擔，並使睡眠品質更好。

你目前有困難的領域可能很明顯，也有可能一點都不明顯。因此我設計了下面的測驗，協助你找出新陳代謝生態系統中的哪些部分屬於那 20%。然後你可以決定是要努力將那幾個支柱拉回到 80% 的部分，或者是在這個階段先加倍關注你能夠掌控的支柱。

比如說，如果睡眠是你最主要的問題，但是你有個絕症末期的家屬要照護，那目前可能就不是力圖每晚睡飽八小時的好時機。那麼你也許會選擇先把注意力放在控制血糖、維持肌力、活動身體、移除可移除的壓力，還有維持腸道的健康上。

新陳代謝生態系統測驗

隨著本書開始了解自己的身體時，這個測驗會非常有幫助。時間久了你會習以為常，因此如果生態系統中的一個支柱有些動搖，你會記得你還有另外五個支柱可以倚賴。你不需要每天都做得很完美，也可以每天早上醒來時容光煥發、充滿自信。

做測驗的時候，也許你會忍不住跳到最後面去選最理想的答案，好提高你的分數。千萬別這麼做！徹底了解新陳代謝生態系統的每一支柱是你以後減輕體重、永遠不再變重的關鍵。沒有人會得到完美的分數，尤其是第一次做測驗時。問題的答案只是用來增進你的意識；如此一來，在你開始應用從本書學到的知識時，就知道要把精力專注在何處。

那麼就讓我們來看看這整個生態系統，找出你在哪裡需要協助。讀完每一道問題後，選出最切合你的答案，並寫下相應的字母。在最後我們會分別計算每一支柱的積分，這樣你就知道哪些支柱目前最需要關注。每個月重新做一次測驗，追蹤你在每一類別上的進步，並找出哪些支柱變弱了。

第一支柱：血糖控制

1. 在攝取健康的油脂（如橄欖油、酪梨油、堅果等）這一方面：
   a. 我盡量避免在飲食中加入油脂。
   b. 我吃低脂，但是還是會在飲食中加入小量油脂，如 1 茶匙的油或奶油。
   c. 我不刻意在飲食中加入油脂，也不刻意吃低脂。
   d. 我會注意每一餐都加入至少一份的健康油脂。

2. 我吃澱粉類碳水化合物時，如麵食、馬鈴薯或米飯：
   a. 我每一餐吃 2 杯以上。
   b. 我每一餐吃 1.5 到 2 杯。
   c. 我每一餐吃 1 到 1.5 杯。
   d. 我每一餐吃不到 1 杯的份量。

3. 我吃完一餐後，飽足感可維持：
   a. 2 小時或不到 2 小時。
   b. 大約 3 小時。
   c. 視飲食內容而定；可能 2 到 4 小時。
   d. 大約 4 小時。

4. 用餐時間快到時：
   a. 我幾乎總是飢餓成怒（餓怒）。
   b. 我常常感到餓怒，而且通常在每天的某一餐前。
   c. 我有時候會感到餓怒，但不是每天。
   d. 我通常內心很平靜，不會飢餓難耐。

5. 我有狂吃高碳水化合物與高糖食品的衝動：
   a. 每天至少 1 次。
   b. 一週幾次。
   c. 一週 1 次。
   d. 一個月 1 次，甚至更少。

第二支柱：肌肉

1. 肌力訓練的部分：
   a. 我從來不做。
   b. 一週不到 2 次。
   c. 一週 2 到 3 次。
   d. 一週 3 次以上。

2. 我訓練肌力的方式是：

a. 什麼都沒有，我根本不做肌力訓練。

b. 不規律的，我沒有在遵照某個特定的計畫。

c. 我每週會持續增加重量或次數，我三個月前才剛展開這樣的健身計畫。

d. 我每週會持續增加重量或次數，我這樣健身已經三個月以上了。

3. 我做肌力訓練所使用的阻力是：

a. 什麼都沒有，我根本不做肌力訓練。

b. 輕度阻力——我不常達到肌力性力竭，要達到肌力性力竭，訓練動作要做到 15 次以上。

c. 多為輕度與中度阻力——要達到肌力性力竭，訓練動作要做到 10 次以上。

d. 中度與重度阻力的混和——要達到肌力性力竭，訓練動作要做 6 到 8 次。

4. 我做中強度到高強度有氧運動，如跑步或騎車：

a. 每週 200 分鐘以上。

b. 每週 150 到 200 分鐘。

c. 每週 100 到 150 分鐘。

d. 每週不到 100 分鐘。

5. 我每一餐吃 30 公克以上的蛋白質（如 110 到 140 公克的雞肉、牛肉或魚肉）：

a. 很少，蛋白質我吃的不多。

b. 一週幾次。

c. 一天 1 次。

d. 幾乎每餐。

第三支柱：活動

1. 我每天至少會走 6,000 步（約 4 到 5 公里）：

a. 每週不到 1 次。

b. 每週 1 到 2 次。

c. 每週 3 到 5 次。

d. 每週 6 次以上。

2. 我日常生活中（如工作時）的活動方式是：

a. 我幾乎每天都以同樣的姿勢坐著或站著 8 小時以上。

b. 我每天會刻意找機會四處走動幾次、促進血液循環，而且在書桌前有時坐著、有時站著。

c. 我講電話時會邊走邊講，每小時設鬧鐘提醒自己活動 1 次，而且總是在想辦法納入更多的活動。

d. 我整天都在動。

3. 我伸展拉筋，或是訓練行動能力：

   a. 幾乎從不做。

   b. 每個月幾次。

   c. 每週至少 2 次。

   d. 幾乎每天。

4. 我看電視時：

   a. 坐或躺在沙發上。

   b. 坐在地板上。

   c. 會一邊做瑜伽、深蹲或其他的運動。

   d. 我不看電視——我通常都在進行更活躍的活動。

5. 我堅持找時間去散步、騎車、游泳或進行其他類似的運動，速度輕快但是仍舊能夠與人交談。

   a. 每週 0 到 50 分鐘。

b. 每週 50 到 100 分鐘。

c. 每週 100 到 150 分鐘。

d. 每週 150 分鐘以上。

第四支柱：良好的睡眠

1. 早上醒來時，我覺得精神飽滿：

a. 很少——我經常失眠。

b. 每週 1 到 2 天。

c. 每週 2 到 5 天。

d. 每週 6 到 7 天。

2. 平均來說，我每晚的睡眠時間（是真的在睡覺的時間，而不是躺在床上的時間）：

a. 不到 6 小時。

b. 6 到 6.5 小時。

c. 6.5 到 7 小時。

d. 7 小時以上。

3. 我總是能在上床 15 分鐘內睡著：

a. 每週 0 到 1 晚。

b. 每週 2 到 3 晚。

c. 每週 4 到 5 晚。

d. 每週 6 到 7 晚。

4. 據我所知，我打呼：

a. 幾乎每晚。

b. 每週至少 2 次，可能跟酒精有關，也可能跟酒精無關。

c. 只在有鼻塞時或喝了酒後。

d. 從不打呼。

5. 我如果半夜醒來，至少 15 分鐘以後才又能睡著：

a. 每週 6 到 7 晚。

b. 每週 3 到 5 晚。

c. 每週 1 到 2 晚。

d. 我很少 15 分鐘後才又能睡著。

第五支柱：壓力管理

1. 我覺得壓力很大：

a. 幾乎 75% 到 100% 的時間。我覺得快撐不下去了。

b. 50% 到 75% 的時間。我的生活品質大受影響。

c. 25% 到 50% 的時間。我的生活品質有時受到影響，但是我大多時候都調適得很好。

d. 不到 25% 的時間。壓力很少影響到我的生活品質。

2. 預防式壓力管理，如自由書寫、冥想或呼吸練習：

a. 我很少做。

b. 我會做，但是不規律。

c. 我每週做幾次。

d. 我每天都做。

3. 我每週休息不健身的日數為：

a. 通常 0，我根本不休息。

b. 1 天，但是通常也是動態的休息，像健行或瑜伽。

c. 1 天。

d. 2 天以上。

4. 我做高強度間歇訓練、參加集體訓練式的健身課程，或跑步 60 分鐘以上：

a. 每週 5 天以上。

b. 每週 3 到 4 天。

c. 每週 1 到 2 天。

d. 我很少這樣健身。

5. 我避免吃澱粉類碳水化合物（如麵食、米飯、麵包、水果、豆類、馬鈴薯）：

   a. 幾乎總是。我採用嚴格的生酮飲食、全肉飲食或低碳飲食。

   b. 大多時候。但是週末或在特殊場合上我會吃碳水化合物。

   c. 每週 3 到 5 天。我採用碳水循環飲食。

   d. 我不避開碳水化合物。我每天至少會吃一種澱粉類碳水化合物。

第六支柱：健康的腸道

1. 我經歷消化問題，如脹氣、便祕、腹瀉或胃痛：

   a. 幾乎每天。

   b. 一週至少 1 到 2 次。

   c. 如果吃了特定的食物，但是大多時候我的消化沒問題。

d. 幾乎從不。

2. 食物不耐或食物敏感：
   a. 我對好幾種食物不耐或敏感。我的飲食很受限制，因為大多數的食物我都不適應。
   b. 我至少對一種食物不耐或敏感，但是我仍舊能夠吃很多種食物。
   c. 我不確定自己是否對某種食物不耐或敏感。
   d. 我對什麼食物都沒有不耐或敏感。

3. 我經歷胸口灼熱／胃酸逆流：
   a. 幾乎每天。
   b. 頻繁到影響我的生活。
   c. 偶爾，像是如果吃了特定的食物，或上床睡覺前喝酒的時候。
   d. 幾乎從不。

4. 持續的皮膚問題，如粉刺、乾癬、濕疹和／或反覆出現的疹子（如果你有在吃藥，包括避孕藥，那麼請依你沒在吃藥時的狀況回答本題）：

a. 我有三種以上。

b. 我有兩種。

c. 我有一種。

d. 我沒有任何皮膚問題。

5. 我吃抗生素：

a. 每年至少 1 次，而且／或是我曾因特殊原因而長期使用大量抗生素。

b. 約每兩年 1 次。

c. 約每五年 1 次。

d. 很少，這輩子不到 3 次。

加分項目：你與食物及身體的關係

1. 我有狂吃的衝動時：

a. 我用意志力去抵抗，但這做法只帶給我更多壓力。

b. 有時候我可以平靜地決定在那一刻要不要吃那食物，然後繼續過我的日常生活；有時候我得用意志力去抵抗。

c. 我通常能夠平靜地決定在那一刻要不要吃那食物，然後繼續過我的日常生活，但是有些食物我的確很難抗拒。

d. 沒什麼大不了；我決定在那一刻要不要吃那食物，然後繼續過我的日常生活。

2. 我與食物的關係如下：

a. 食物是敵人，我時時刻刻都在想著食物。

b. 視當天狀況而定，但是我對食物的感覺壞多於好。

c. 視當天狀況而定，但是我對食物的感覺好多於壞。

d. 食物是燃料，我很少想著食物。

3. 我與自己身體的關係如下：

a. 我很少不對自己看起來或感覺起來的樣子懷著負面的想法。

b. 我對身體為我做出的貢獻懷著某些愛意與尊敬，但是大多時候我對自己的身體懷著負面的想法。

c. 我對身體為我做出的貢獻懷著某些愛意與尊敬，但是偶爾我對自己的身體仍懷有負面的想法。

d. 我愛我的身體。

4. 我的食慾：

   a. 我通常是肚子不餓、但是只要有食物在我面前我就吃東西。就算吃飽了，有些食物我也難以抗拒。

   b. 我 50% 的時候是肚子不餓、但是只要有食物在我面前就吃東西。有 50% 的時候我就算吃飽了，有些食物我也難以抗拒。都視當天的狀況與我當時的感覺而定。

   c. 我通常肚子餓時吃東西，飽了就不吃，但是有些食物我很難抗拒。

   d. 我幾乎總是肚子餓時吃東西，飽了就不吃。

5. 遇到無法控制飲食內容的狀況時：

   a. 我感到緊張焦慮，甚至取消不去，這樣我就不會看到「禁止食用」的食物。

   b. 我感到緊張焦慮，但是還不至於取消不去，或是對這些食物失去控制。

   c. 我會有些焦慮，但是可以調適。

   d. 我一點都不焦慮，因為食物與壓力這兩個字在我的字典裡不會同時出現。

現在，給你的答案算分：

a = 1 分

b = 2 分

c = 3 分

d = 4 分

計算你在每個項目得到的總分。比如說，如果你在「血糖控制」選了 a、c、b、a、d，你在這個項目的總分就是

1 + 3 + 2 + 1 + 4 = 11

如果你的總分在 15 到 20 之間，那麼你目前在該項目大概沒什麼困難。利用之後相應的章節去更詳細了解該支柱為什麼這麼重要，以繼續好好照顧這一支柱，並選些額外的工具去試試。

如果你的總分在 10 到 15 之間，應用相應章節所提供的工具，你應該很快就會見到改善。

如果你的總分在 5 到 10 之間 ，提醒自己你需要特別關

注這一支柱。你每個項目的總分都在 5 到 10 之間嗎？太好啦！因為這表示你來對地方啦，而我等不及要用這本書來支持你！這些分數只顯示出你在個人路程上目前身在何處，而分析檢視你的新陳代謝是一個持續不斷的過程。這不是賽跑，而是一趟旅程，帶領你在自己的身體裡再度感到心滿意足。

「你與食物與身體的關係」雖然不是新陳代謝生態系統中的一個支柱，卻是這個過程中不可或缺的一個部分。如果你想減重，**而且不再變胖**，那麼了解這個關係就非常重要，而且它直接影響到你每天就新陳代謝生態系統所做出的決定。你會看到這個主題將貫穿全書。

30秒總結

1. 把焦點放在卡路里限制的節食法在心理層面就注定你會失敗。你越限制，就越會對食物懷著病態的執著，也越可能陷入「全有或全無」的想法，最後導致狂吃與限制的惡性循環。

2. 把焦點放在卡路里限制的節食法也在生理層面上注定你會失敗。人體需要一定的卡路里來正常運作，所以如果我們剝奪身體運作所需的卡路里，身體就會不計代價地去確保它能得到所需要的卡路里。有可能是增加飢餓感，進而導致暴飲暴食，也有可能是降低新陳代謝，進而導致無法減重。

3. 新陳代些生態系統包含六個支柱，這六個支柱是你新陳代謝健康的基礎：血糖控制、肌肉、活動、良好的睡眠、壓力管理與健康的腸道。了解與善用這個生態系統，不只能讓你減輕體重，而且還能讓你不再變重。六個支柱都同樣重要，但是了解如何控制血糖可以改變你對自己的感覺，並幾乎立刻開始重塑你與食物的關係，並給予你動力去改善其他的支柱。

第二章
控制你的血糖

食物是生命不可或缺的元素，我們在第一章談到卡路里時已說明過。吃東西是一件需要如此頻繁進行的事，因此在待辦清單上已有做不完的事情時，吃東西有時候就顯得麻煩耗時。於是我們往往選擇快速簡單的做法，也不多想自己吃進了什麼。或者我們多少還是有些概念，每個人都知道速食不是理想的選擇，但是我們依舊覺得沒有選擇，或者就是覺得省下來的時間比食物的品質更珍貴。但是如果你不需要總是在時間與飲食的品質之間做選擇呢？

這一章會大大改變你對食物的觀感，這也是為什麼我把這一章放在最前面。如果你能學會控制你的血糖，你就能平息兇猛的食慾、擊垮狂吃的衝動、整天精力充沛，並甚至在睡覺時讓身體繼續燃燒脂肪。

血糖是什麼？它爲什麼這麼重要？

簡單說來，血糖就是血中的葡萄糖量。不過在深入說明血糖的意義前，我們得先談談目前在節食產業中最邪惡的名詞「**碳水化合物**」，以及它對血糖的影響。

碳水化合物是飲食中可找到的三大巨量營養素之一。巨量營養素是我們的身體正常運作不可或缺的營養素。我們在本章稍後還會說明另外兩種巨量營養素，也就是蛋白質與脂肪。糖、澱粉與纖維是不同類別的碳水化合物。

糖是簡單碳水化合物，人體可以快速吸收，因為它的結構簡單，可以立刻轉換成能量。有些食物本身就含有糖，如牛奶與水果，但是我們吃到的糖大多都是額外加進食物的，如糖果、果汁、冰淇淋、沙拉醬、調味料與早餐麥片等。據統計，你在店裡能找到的食品，多達 60% 含有添加糖。

澱粉，或者說澱粉類碳水化合物，是最常見的碳水化合物，也稱為複合式碳水化合物。澱粉類碳水化合物是由結合成鏈狀的糖分子所組成，因此人體得先將它分解成個別的糖分子才能利用。儘管澱粉類碳水化合物在人體內最終會分解為糖，但是因為分解需要時間，因此比起直接吃糖，它提供能量的時間更長久。澱粉類碳水化合物包括馬鈴薯、米飯、豆類、穀類與水果等。

碳水化合物分解為糖後，糖便進入血流，因此我們稱之為**血糖**。這會引發胰臟分泌胰島素，胰島素會把糖運送到肌肉、肝臟與脂肪細胞，要不就立刻用掉，要不就儲存起來備用。因此，澱粉類碳水化合物與糖在人體內被分解代謝後，都會使得血糖升高。由於吃進大量碳水化合物而造成的血糖突然飆升，會促使胰島素迅速進入血流。基於下列兩個原因，這個現象我們要特別注意：

1. 如果你吃進的碳水化合物總是超過身體一次能夠處理的量，胰島素就會持續居高不下，長久下來就可能導致胰島素阻抗、高血糖，甚至是第二型糖尿病。

2. 血流裡若有大量的胰島素，會阻礙身體燃燒脂肪。

還記得第一章的亞莉克絲嗎？她的狀況就很類似。不過，在此我們來看看吃一碗所謂健康的巴西莓果碗時，血糖會如何變化：

1. 你決定吃一碗巴西莓果碗當早餐，裡面有巴西莓果、香蕉、蜂蜜、草莓、烘烤麥片與椰子片。這些食物大多都由碳水化合物組成，不過椰子含有一些脂肪。因此你的巴西莓果碗有 360 大卡、5 公克脂肪、75 公克碳水化合物、31 公克糖、1 公克纖維、4 公克蛋白質。

2. 你的身體開始消化這碗早餐時，隨著碳水化合物被分解為糖，你的血糖迅速升高。

3. 胰臟接著分泌胰島素，收集起血流中所有的糖（我們現在起使用專有名詞**葡萄糖**）。葡萄糖先被送進肌肉細胞與肝臟細胞，因為這些細胞是碳水化合物提供的能量所儲存的地方。這兩個地方儲滿了，剩下的葡萄糖就被儲存至脂肪細胞。沒錯，如果沒地方儲存了，就連你這碗時尚的巴西莓果碗也會儲存為脂肪。

4. 隨著胰島素將多餘的葡萄糖儲存進細胞，我們的血糖開始迅速下降。這使我們感到疲倦、昏沉、飢餓……而且是吃完早餐才沒多久！你兩個小時前才吃完早餐，現在肚子又開始餓了。

5. 在血糖迅速下降後，我們通常會不加選擇，有什麼就吃什麼，好讓自己覺得又恢復至正常狀態。一顆蘋果？一條蛋白棒？一杯香草拿鐵咖啡？一把的 M&M's 巧克力？這些全會使血糖迅速飆升，然後又驟降。於是我們陷入同樣的惡性循環。

我們總結一下整個過程：血糖上升，於是胰島素被釋出，把血糖送進肌肉、肝臟與脂肪細胞。血糖因此下降，使我們開始感到昏昏欲睡，於是大腦告訴我們，我們需要更多糖，結果我們又開始猛吃碳水化合物。

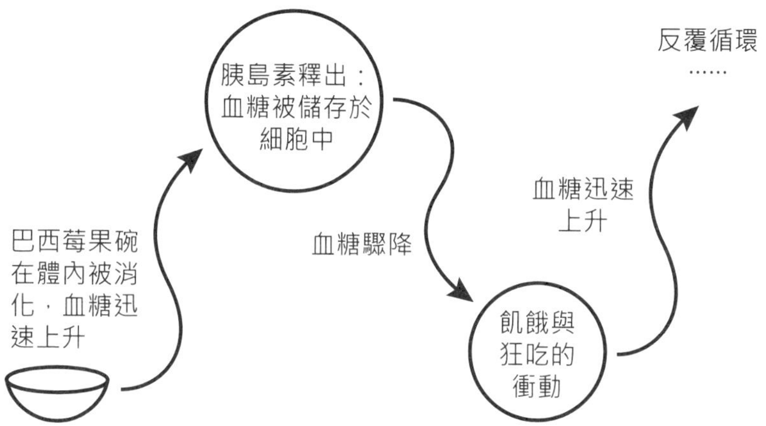

等一下，這表示我就不能吃這碗 16 美元的巴西莓果碗當早餐嗎？

你還是可以吃你的巴西莓果，你只是要知道，如香蕉、草莓和巴西莓果等這些營養豐富的食物，主要都是碳水化合物，如果大量攝取，會搗亂你的血糖平衡。其結果就是胰島素居高不下、脂肪儲存、血糖驟降、整天只想狂吃。解決的辦法其實很簡單，你只要學會在不放棄碳水化合物的狀況下，如何保持血糖穩定就夠了。

保持血糖穩定可預防身體儲存脂肪。於是這就在飲食的選擇上給你很大的自由，因為你根本不需要去計算與限制卡路里，而是可以自由去選擇能夠保持血糖穩定的食物。

用PHFF保持血糖穩定

要保持血糖穩定，你只需要記住這個簡單的縮寫就夠了：PHFF，也就是蛋白質、健康的脂肪與纖維（Protein、Healthy Fat、Fiber）。

就這麼簡單，這就是本章的精髓。我也可以為你列出一串蛋白質、健康的脂肪與富含纖維的食物，告訴你每一餐都要吃，然後收工。

但是我不會這麼做，因為我沒辦法告訴你該吃什麼！否則這本書就跟你過去試過的每一種節食法沒兩樣。你得確實了解蛋白質、健康脂肪與纖維如何影響血糖，這樣你就可以在林林總總的食物中自己做選擇。

蛋白質、健康脂肪與纖維在維持血糖穩定與飽足感上有很大的影響力。這三種食物每一種都有它自己獨特的強大功能，因此很重要的就是要在每一餐把這三種食物都納入，或者至少也要納入其中兩中。而 PHFF 吃法最方便之處就是，你不需要花費珍貴的 10 分鐘計算卡路里、碳水化合物、脂肪與蛋白質，而只需要迅速簡單自問一下：

我的蛋白質在哪裡？健康的脂肪？纖維？

而且這你在任何場合都可以應用。PHFF 不只侷限於自己備餐時。了解這三種營養素如何與碳水化合物一起在你的體內運作，你就可以在度假、自駕旅行與歡樂時光時也隨時隨地靈活應用。

PHFF 的內容可以是含有雞蛋、綠花椰菜與酪梨的簡單早餐，也可以是含有無麵包起司漢堡、薯條與馬丁尼的週五狂歡盛宴。這個簡單結構的最美之處就是你有容錯的餘地去享受食物。如果你能享受所吃的食物，就沒有必要在每次出門外食時感到恐慌。下面我們就來分別看看這三大巨量營養素，以及它們為什麼對我們的身體如此有利。

蛋白質

蛋白質是由二十種胺基酸所組成的巨量營養素，而胺基酸是我們的肌肉、骨頭、皮膚、頭髮、指甲與軟骨的組成要素。在製造與維持我們身上的每一細胞與酵素上，蛋白質也扮演著一個重要的角色。

富含蛋白質的食物有動物性食品，如牛肉、雞肉、豬肉、海鮮、雞蛋與奶製品。植物性食物如豆子、扁豆、堅果、種子與豆腐的蛋白質含量沒那麼豐富，但是依舊可以當作蛋白質的來源。

在維持飽足、促進新陳代謝與造就精瘦體型上，蛋白質是你的關鍵巨量營養素。它是天然的食慾抑制劑，而且還能夠維持珍貴的肌肉組織。你可能不需要總是吃大量的蛋白質才能減重，但是攝取足夠的蛋白質，會使你的生活更輕鬆，而且減重的效果會更快！下面這三個有關蛋白質攝取的事實，有助於你用來減重：

1. 蛋白質促使肌肉的合成與維護，這進而又會促進你的新陳代謝。這一點我們在第三章還會詳述。

2. 蛋白質具有最高的「食物熱效應」，也就是它被吃進後，比碳水化合物與脂肪更能加快你的新陳代謝。

3. 蛋白質是最能導致飽足感的巨量營養素，也就是與碳水化合物和脂肪相比，同樣重量的蛋白質最能使你感到飽足。

我需要多少蛋白質？

儘管我希望你捨棄節食產業的規則，我們還是不能忽略這個事實：我們的身體天生就需要一定量的蛋白質（與其他的巨量營養素一起！），才能看起來、感覺起來與運作起來恰當完美。因此，下面就來看看我的建議，這些建議都以研究結果與臨床經驗為基礎。我希望你把這些建議視為參考依據，而非規則。我給你這些參考範圍，有三個主要的目標：協助你開始修復你的新陳代謝；讓你感到滿意自信；並給予你需要的資訊，為你的身體做出理想的決定。

美國農業部推薦就每公斤體重攝取 0.8 公克的蛋白質。這表示如果你的體重是 72 公斤，你每天就應攝取約 58 公克的蛋白質。但是每公斤體重 0.8 公克蛋白質是個低到荒唐的量，只能讓你活著，但是無法讓你理想地生活與變老。我不建議攝取這麼少的蛋白質，除非你不想要結實的肌肉與飽足的感覺（但願你不是如此）！

健身產業通常建議你就每公斤體重攝取 2.2 公克蛋白質，以增加或維持肌肉。這表示如果你的體重是 72 公斤，你每天就需要 160 公克左右的蛋白質。每公斤體重吃 2.2 公克蛋白質是能夠帶來飽足感，而這在減重期間很重要。但是人體不需要這麼多蛋白質以促進肌肉的生長與維護，對體重較重的人來說更是不切實際。

我的建議立基於科學理論，以及多年來協助上千位客戶成功減重的經驗。最新的研究結果認為，每公斤體重 1.8 公克蛋白質是建造與維護肌肉的理想比值。這表示如果你的體重是 72 公斤，你每天就需要 130 公克左右的蛋白質。

對許多人來說，每公斤體重攝取 1.8 公克蛋白質會有很好的效果，但是由於人體不需要蛋白質來支持脂肪細胞，對於明顯過重的人來說，這個比值可能有些嚇人，而且沒有必要。因此，在決定你每日需要的蛋白質攝取量時，有以下兩個選擇：

- 1.8 × 體重（公斤）= 每日蛋白質攝取量

  或者

- 2.2 × 體重（公斤，該身高在 BMI 為 25 時的體重）= 每日蛋白質攝取量

儘管我認為把 BMI（身體質量指數）當作一種健康指標是醫學裡最大的笑話，我在此仍舊用它來找出大略的體重，以更精確地反映出有多少肌肉需要得到支持。第二個公式對需要減掉大量體重的人特別有用，因為它提高蛋白質攝取量，可達到飽足感，又不過分誇張到飲食計畫難以實行。

BMI 是有用的指標？還是隨機的數值？

兩百年前左右，一位比利時數學家創造了一個測量肥胖的公式，也就是 BMI（身體質量指數）。這個公式計算出一個人身體的質量，算法就是體重（公斤）除以身高的平方（公尺）。根據美國疾病管制與預防中心的網頁，BMI 是個簡單的篩選方法，可用來判定體重類別：體重過輕、健康體重、體重過重、肥胖。這個公式不考慮到性別、種族或年紀上的差異，因為當初用來創造此公式的受試者只包含了「健康的」歐洲男性。而且這公式也不考慮到骨頭、肌肉、脂肪的組成，而這都是人體體重的成分，而且在每個人身上的比例都不同。

用 BMI 來評估一個人的新陳代謝健康是很簡單方便，但是它無法呈現出一個人實際的身體組成，而體質組成才是健康狀態更恰當的指標。體脂率、內臟脂肪量、骨質密度、肌肉量等比身高與體重能更確切地判定一個人的身體組成。

BMI 為 25 時的身高與體重					
147cm 54kg	150cm 56kg	153cm 58kg	155cm 60kg	158cm 62kg	160cm 64kg
163cm 66kg	165cm 68kg	168cm 70kg	170cm 73kg	173cm 75kg	175cm 77kg
178cm 79kg	180cm 82kg	183cm 84kg	185cm 86kg	188cm 88kg	191cm 91kg

那麼，如何實際應用這兩個公式？我們再回到體重 72 公斤的例子，假設這個人的身高為 165 公分，那麼他的蛋白質需求有兩種算法：

- 算法 1（以體重為依據）：1.8 × 72 = 130g 蛋白質
- 算法 2（身高 165cm 時，BMI 為 25 時的體重）：2.2 × 68 = 150g 蛋白質

接下來，我們選擇較低的數值做為這個人的蛋白質需求，也就是 130 公克。蛋白質不需要用來支持脂肪組織，因此我們選擇兩者中較低的數值。如果這個人每天需吃 130 公克的蛋白質，而且一天吃三餐，那麼每餐應攝取 43 公克左右的蛋白質。如果他每天吃四餐呢？很簡單，也就是一餐吃 32 公克左右的蛋白質。

不過，我們沒有必要過於執著這些數字。我再重複一遍：**沒有必要**過於執著這些數字！但是，知識就是力量，有了掌控的力量，我們根本無須對食物感到焦慮。

利用下面的列表，在你的飲食中納入足夠的蛋白質。沒錯，一開始你得做點簡單的計算，但這就是「有根據的直覺性飲食」的意義啊！有時候，連續幾天用個簡單的料理秤看看 140 公克的牛排到底有多大，會很有幫助，因為你很有可能大大低估了蛋白質。我到現在還會不時拿出我的料理秤，好確定我攝取足夠的蛋白質。不過請記住，我們不需要追求完美。我們不是為了限制而測量或計算，而是為了確定你吃進足夠身體所需的營養，直到你習慣成自然。

了解這一點後，妥善計畫飲食的內容以達到你每天的蛋白質目標，就會開始變得很簡單，而且根本不需要計算卡路里！

動物性蛋白質（煮熟）

- 1 顆大型雞蛋 = 6g
- 110g 去骨去皮雞胸 = 34g
- 110g 雞腿 = 30g
- 110g 帶骨豬排 = 31g
- 110g 90% 瘦牛絞肉 = 30g
- 110g 火雞絞肉 = 30g
- 110g 野牛絞肉 = 29g
- 110g 羊肉 = 28g
- 110g 沙朗牛排 = 30g
- 110g 蝦肉 = 28g
- 110g 野生鮭魚 = 27g
- 110g 大比目魚 = 30g
- 140g 罐頭鮪魚 = 30g
- 110g 無硝酸鹽火雞肉片 = 20g
- ½ 杯全脂希臘優格 = 10g
- ½ 杯 2% 低脂茅屋乳酪 = 14g
- 蛋白粉（含量不一，詳見〈延伸閱讀〉）
- 膠原蛋白粉（含量不一，詳見〈延伸閱讀〉）

沒錯，植物性蛋白質也是蛋白質！但是植物性蛋白質我在下面另外列出，因為植物性蛋白質的蛋白質含量沒那麼豐富。這表示要得到等量的蛋白質，比起吃動物性蛋白食物，你就得吃更多的植物性蛋白食物。比如說，要從牛排裡得到30公克的蛋白質，你得吃110公克的沙朗牛排，其熱量約為230大卡。要從黑豆裡得到30公克的蛋白質，你就得吃2杯的黑豆，其熱量約為450大卡。要從毛豆裡得到30公克的蛋白質，你得吃1.5杯的毛豆，其熱量約為300大卡。此外，要從花生醬裡得到30公克的蛋白質，你就得吃將近0.5杯的花生醬，熱量約為735大卡。

我們並不講究計算卡路里，但是我只是想讓你看到，同樣要得到30公克的蛋白質，比起動物性蛋白食物，植物性蛋白質需吃進的量更多。我們已經證明計算卡路里在減重上是個失敗的長期策略，但是如果長期攝取過多的卡路里，**的確**會導致體重增加。

比起動物性蛋白質，植物性蛋白質所含有的卡路里更多，每卡路里所帶來的飽足感也更少，因為它通常比動物性蛋白質含有**更多**的脂肪或碳水化合物。比如說，2杯的黑豆含有88公克碳水化合物，0.5杯的花生醬含有65公克的脂肪。而110公克的沙朗牛排碳水化合物是0公克與脂肪只有

16 公克。因此如果你是嚴格的純素主義者，你可能就無法達到本章所列出的每日蛋白質攝取量目標。對這些讀者，我建議仍舊依下表每天攝取至少 100 公克的植物性蛋白質，此外每天再額外補充一次植物性蛋白粉。

植物性蛋白質

- 1 杯熟豆子（黑豆、腰豆、斑豆等）= 15g
- 1 杯熟扁豆 = 18g
- 1 杯熟鷹嘴豆 = 15g
- 30g 堅果 = 5-7g
- 2 大匙奇亞籽 = 3g
- 3 大匙大麻籽 = 9g
- ¼ 杯南瓜籽 = 10g
- ¼ 杯葵花籽 = 5g
- 2 大匙亞麻籽 = 5g
- 1 盒板豆腐 = 20g
- 1 杯毛豆（去殼）= 17g
- 2 大匙營養酵母 = 8g
- 1 杯熟豌豆 = 9g
- 2 大匙螺旋藻 = 8g

- 1 杯天貝 = 32g
- 1 杯熟藜麥 = 8g
- 110g 小麥麵筋 = 24g
- 2 大匙花生醬粉 = 5g
- 2 大匙花生醬 = 8g
- 2 大匙杏仁醬 = 7g

健康的脂肪

脂肪是我們從飲食中所攝取的第三類與最後一類巨量營養素。脂肪有五種，了解這五種不同的脂肪很重要，因為有些脂肪有助於我們的新陳代謝健康，有些則有害。

如果你已經試過各種節食有一段時間，那麼你應該會知道脂肪多年來一直被認為是「會讓你變胖」的壞東西。但是事實是，**健康的脂肪**非常重要，因為它協助吸收重要的維他命如 A、D、E、K；調節體溫；支持免疫系統；保持荷爾蒙的平衡；使我們的食物更美味（沒錯，這也很重要）！

但不是所有的脂肪都一樣。下面我們就來看看各種常見的脂肪，以及這些不同的脂肪進入體內後所帶來的結果：

- **飽和脂肪：**這類脂肪有一陣子名聲很差，但是如果我們去看長期研究的結果，會發現證據其實很微弱。在攝取飽和脂肪時其實就跟攝取任何一種脂肪時一樣！很重要的就是要選擇「原型食物」，像是全脂奶製品、椰奶、草飼牛肉等。我們的身體需要飽和脂肪形成細胞膜、運輸用於合成荷爾蒙與修補細胞的膽固醇，以及維持腸道的健康。
- **單元不飽和脂肪：**這類脂肪可改善心血管疾病的風險指數，而且可能可減少心臟病的發作機率。它可改善膽固醇指數，降低血壓與發炎狀況。單元不飽和脂肪見於橄欖、酪梨與某些堅果。
- **Omega-3 脂肪酸：**這類脂肪見於冷水油性魚類與某些植物性食物，如核桃與種子。一天只要攝取 200 到 500 毫克，它就可以降低心臟病的風險 35%，比降血脂藥物史塔汀（statin）還更有效！它還對腦部的發展不可或缺，這也是為什麼 omega-3 脂肪酸補充劑總標榜可改善記憶力與專注力。
- **Omega-6 脂肪酸：**這類脂肪見於多種植物性與動物性食物，但是最主要見於工業加工油品，如芥花油、蔬菜油、玉米胚芽油、大豆油、菜籽油、葵花油。我們需要少量這類的脂肪以存活，但是我們通常都攝取過多，因為我們吃太多油。攝取過多 Omega-6 脂肪酸會增加發炎性代謝物，造成體內系統性發炎。

- **反式脂肪：**天然的反式脂肪可見於動物性產品，但是人工的反式脂肪主要出現於氫化植物油。飲食中每增加 2% 卡路里的反式脂肪，心臟病與第二型糖尿病的風險就幾乎增為兩倍。

現在，我說到健康的脂肪時，你可以想像我指的就是**飽和脂肪、單元不飽和脂肪與 Omega-3 脂肪酸**。

對於新陳代謝生態系統的第一個支柱「血糖控制」來說，健康的脂肪有一個強大的功能，也就是使一切緩慢下來。隨著血糖開始上升，脂肪會減緩其上升的速度，使血糖更穩定。它還會減緩消化的速度，而我們消化食物的速度越慢，感到飽足與滿意的時間就越長。

感到飽足的時間越長，血糖也不驟升與驟降，你的大腦就不會告訴你的身體說它立刻需要吃更多糖或更多碳水化合物。因此，脂肪非常有助於減少下午或深夜狂吃的衝動，讓你不會最後抱著一罐花生醬或一包奧利奧餅乾狂吃。

我需要多少脂肪？

一般建議的脂肪攝取量為每日卡路里的 20 到 35%。如果某個人每天攝取 2,100 大卡，那麼他要攝取的脂肪量便約為 47 到 82 公克。如果你吃得比較少，該攝取的脂肪當然就更少；如果你吃得比較多，該攝取的脂肪當然也更多。然而，如果你希望荷爾蒙不失調（而且經期順暢），那麼我建議不要低於 25%。

我知道你現在一定在想：**這個百分比到底要怎麼用啊 ?!** 其實你根本不需要理會這個百分比，因為這只是一個參考值。我不用百分比來決定要攝取多少脂肪，而是看你吃完一餐後飽足的感覺能維持多久。只要你有攝取足夠的蛋白質，飲食中也含有纖維（後面會再詳述），觀察多久之後才又肚子餓，便可精確地顯示出你攝取的脂肪是否足夠。

假設 10 公克的脂肪相當於一份，試著每一餐納入一到三份（10 到 30 公克）的脂肪，或是每一餐點心納入一到兩份（10 到 20 公克）的脂肪。這個數值對大多數人都適用。

10g 左右的健康脂肪

- 1 大匙花生醬
- 30 公克乳酪
- ⅓ 個酪梨
- 2 小匙橄欖油
- 2 小匙酪梨油
- 2 小匙椰子油
- 2 小匙奶油（草飼牛奶製成）
- 2 小匙印度酥油（草飼牛奶製成）
- ¼ 杯罐裝全脂椰奶
- 2 大匙高脂鮮奶油
- 2 大匙種子（葵花子、芝麻、南瓜籽等）
- 3 大匙堅果

纖維

纖維是個神奇的營養素，能夠減緩血糖反應、吸收消化道裡的毒素、啟動飽足荷爾蒙、餵食腸道裡的有益細菌，還能協助形成柔軟漂亮的糞便。纖維其實是一種碳水化合物，但是它的作用與一般的碳水化合物大不相同，因此在這裡我不將之列為碳水化合物。講到碳水化合物時，我們將之視為快速的能量來源，因為碳水化合物很快就會被分解吸收進血流。但是纖維根本無法被分解。它會毫髮無傷地在消化道中移動，同時撐開胃的內壁，引起飽足的感覺。此外，纖維也跟脂肪一樣能夠防止血糖驟升。

如果我們要兩個人坐下來分別吃一碗白飯與一碗黑豆，並指示他們一直吃到飽為止，我打賭是吃黑豆的人會先吃飽。兩種食物主要都是碳水化合物，但是黑豆含有更多的纖維與蛋白質！現在，如果讓一碗牛排也加入競賽呢？沒得比，牛排一定贏，因為它的高蛋白質含量一下子就會讓人飽了。

纖維可分為可溶性與不可溶性兩種，但是在本書中我們只需要知道它們都是纖維就夠了。要把兩種纖維納入你的飲食非常簡單，因此你無須刻意區分這兩種纖維（除非是你的醫師告訴你要避免其中一種）。

纖維可見於非澱粉類蔬菜，如綠花椰菜、白花椰菜、蘆筍，也見於奇亞籽、亞麻籽、豆類、扁豆、堅果、穀類，還有漿果、蘋果與梨子等水果。

我需要多少纖維？

纖維的標準建議攝取量是女性每天 21 到 25 公克，男性每天 30 到 38 公克。簡單起見，我建議每人每天攝取 25 到 35 公克的纖維。

只有 7% 的美國人攝取足夠的纖維，所以我認為比起過分專注於這個數值，更重要的是要意識到你大概每一餐都需要吃更多的纖維。

那麼，纖維從哪來？了解你吃的食物裡有多少纖維就是最好的起點。如果我問你一份高纖午餐看起來是什麼樣子，我打賭你可能會說一大碗生菜沙拉。但是請看下面：

一般的沙拉

- 2 杯菠菜 = 1.5g 纖維
- 半杯黃瓜丁 = 0.5g 纖維
- 半杯番茄丁 = 0g 纖維
- 半杯綠花椰菜丁 = 2.5g 纖維

總量：4.5g 纖維

高纖沙拉

- 1 杯高麗菜絲 = 1.5g 纖維
- 1 杯蘿蔓萵苣絲 = 1g 纖維
- 半杯胡蘿蔔絲 = 1g 纖維
- 半杯綠花椰菜丁 = 2.5g 纖維
- 半杯醃朝鮮薊心 = 7g 纖維
- 1 小匙奇亞籽 = 2g 纖維

總量：15g 纖維

大概有個概念後，下面我們就來看看幾樣我最喜愛的高纖食物。

水果纖維

- 1 顆蘋果 = 4g
- 1 顆酪梨 = 10g
- 1 杯藍莓 = 4g
- 1 杯黑莓 = 8g
- 1 杯覆盆莓 = 8g
- 1 顆梨子 = 6g

非澱粉類蔬菜纖維

- 1 杯熟朝鮮薊 = 10g
- 1 杯熟蘆筍 = 4g
- 1 杯熟綠花椰菜 = 5g
- 1 杯熟球芽甘藍 = 4g
- 1 杯生白花椰菜 = 2g
- 1 杯熟寬葉羽衣甘藍 = 8g
- 1 杯熟胡蘿蔔 = 4g
- 1 杯熟茄子 = 2g

其他纖維

- 1 大匙阿拉伯膠纖維 = 6g
- 1 大匙奇亞籽 = 5g
- 1 大匙亞麻籽 = 2g
- 1 杯熟黑豆 = 15g
- 1 杯熟腰豆 = 12g
- 1 杯熟鷹嘴豆 = 13g
- 1 杯熟毛豆（去殼）= 10g
- 1 杯熟豌豆 = 8g
- 1 杯熟扁豆 = 16g
- 1 杯熟藜麥 = 5g
- 30g 杏仁 = 3.5g
- 30g 開心果 = 3g

維持血糖穩定的巴西莓果碗

有了這個系統，你就再也不需要覺得某些食物是「禁忌」或是會「破壞你的進展」，而不敢吃這些東西。你自問「我可以吃這東西嗎？」時，PHFF 就是你的答案。

現在，對那碗巴西莓果碗還感到忐忑不安嗎？讓我們來看看如何應用 PHFF 改善那碗巴西莓果碗，讓你在享受美味的早餐時，**同時**保持你的血糖穩定，並燃燒脂肪：

1. 確定你的巴西莓果沒有添加糖。在店裡買巴西莓果時，檢查成分標示上有沒有添加糖，或是詢問你當地的巴西莓果店家。巴西莓果不是很甜，所以如果沒加糖，它的含糖量便很低。

2. 去掉所有其他的水果。加入香蕉、鳳梨和芒果等其他水果只會使糖分暴增。

3. 加入不含人工甜味劑、糖、蔬菜油與大豆粉的高品質蛋白粉。

4. 加入纖維，如奇亞籽、亞麻籽、椰子片等是我個人的最愛。覆盆莓與黑莓也屬於纖維含量最高的水果。

5. 確定有健康的脂肪，如椰奶、椰子片、堅果或堅果醬等。

比如說，加入覆盆莓與一匙蛋白粉、並撒上奇亞籽、椰子片與杏仁醬的不加糖巴西莓果碗便含有約 450 大卡、22 公克脂肪、34 公克碳水化合物、10 公克纖維與 30 公克的蛋白質。我打賭你吃完這碗巴西莓果後，一直要到午餐時間才又會肚子餓！

那麼碳水化合物呢？

我們簡單複習一下：

巨量營養素在體內被分解成葡萄糖，使血糖上升。與澱粉類碳水化合物一起攝取蛋白質、健康的脂肪與纖維會減緩血糖反應，使血糖保持穩定，並啟動我們的飽足荷爾蒙。

你現在可能會想，如果完全不吃碳水化合物，不就可以避免血糖驟升嗎？但是這完全是背道而馳。

對碳水化合物的首要目標不是去避開它，而是去利用它，並將之儲存在肝臟與肌肉細胞（而非脂肪細胞）。要達到這個目的，你得了解你的**碳水化合物閥值**。

顧名思義，碳水化合物閥值指的就是你的肝臟與肌肉每一餐能夠儲存的碳水化合物量。每個人的碳水化合物閥值不盡相同，但是研究指出，平均來說這個數值為30到40公克。如果再加上需立刻當作能量使用的碳水化合物，這個數值便增加為每餐50公克碳水化合物。

不過不用擔心，你不需要知道你吃進嘴裡的每一樣東西含有多少碳水化合物！

生酮飲食、阿特金斯飲食、低碳原始人飲食與全肉飲食全要你相信碳水化合物是所有罪惡的根源，而純素飲食與新陳代謝飲食則保證以碳水化合物為主的飲食是對你最健康的飲食。但是真正的問題是，你需要多少碳水化合物，才能減輕體重、對自己感到滿意？這取決於你有多少肌肉（男性通常肌肉比女性多，因此可以攝取的碳水化合物也更多）、你健身的頻率與程度、你的年齡，以及你的新陳代謝健康目前的狀態。

簡單起見，你只要考慮**澱粉類碳水化合物**即可。這包括你吃的麵包、米飯、麵條、馬鈴薯、墨西哥薄餅、北非小米、藜麥、扁豆與豆類。你吃非澱粉類蔬菜、酪梨、橄欖、堅果、種子與奶製品時，當然也會吃進小量的碳水化合物，但是你不需要特別注意這類食物所含的碳水化合物。我們只須注意澱粉類碳水化合物。此外，我們用份來計算，而非公克：

一份澱粉類碳水化合物 = 30 到 40g 碳水化合物

這個算法留下空間給飲食中的其他碳水化合物，並使你維持在平均的碳水化合物閥值下。把碳水化合物的攝取量保持在這個範圍內，同時加上 PHFF，就可避免血糖驟升與胰島素激增。下面我們來看看 30 到 40 公克的澱粉類碳水化合物大概的份量。

一份澱粉類碳水化合物（30 到 40g）

- ¾ 杯熟米飯
- ¾ 杯熟藜麥
- 1 杯熟扁豆
- ¾ 杯熟豆子
- 60g 乾鷹嘴豆麵條
- 1 根大香蕉
- 2½ 杯混合的水果
- 6 杯氣爆爆米花
- ½ 杯生鋼切燕麥片
- 2 片麵包
- 1 顆中型馬鈴薯
- 2 份 Birch Benders 原始人美式鬆餅粉
- 3 片 Birch Benders 冷凍格子鬆餅

接下來，我們來計算一下你應該吃幾份澱粉類碳水化合物。你可以用下面這個表估算你的身體每天需要幾份澱粉類碳水化合物。要達到減重的目的，我發現我大多數的客戶每天吃 2 份澱粉類碳水化合物效果最好，只要他們沒有特殊的疾病，而且每週至少花 3 天做肌力訓練。

每日碳水化合物攝取量

- 1 份澱粉類碳水化合物 = 30 到 40g 碳水化合物
- 肌力訓練每週少於 3 次：1 份澱粉類碳水化合物
- 有血糖控制問題（多囊性卵巢症候群、胰島素阻抗、第二型糖尿病）：1 份澱粉類碳水化合物
- 肌力訓練每週 3 次以上：2 份澱粉類碳水化合物
- 運動員、孕婦與哺乳媽媽：3 份以上澱粉類碳水化合物

碳水化合物這個營養素最重要的一點，就是每個人需要的碳水化合物量都依個人而不同。因此，務必傾聽你的身體，並時時關照檢視。像我這樣每週健身 3 次以上，而且想

維持現在的體重，我通常每天會吃 3 份澱粉類碳水合物，因為我知道這個份量能讓我感到最滿意。把上表當作一個起點，因為你的碳水化合物需求量會隨著體重減輕或進入不同的人生階段而改變，像是懷孕、哺乳、變老、壓力、疾病、荷爾蒙失調與不同的健身計畫等。

這可能聽起來很困難，但是一旦你開始應用在本書學到的知識，你每一天都會與自己的身體更契合無間。比如說，一個需要攝取更多碳水化合物最常見的例子，就是感到疲憊無力，無法完成健身運動。這表示你在沒健身的日子可能需要 2 份澱粉類碳水化合物。如果你在沒健身的日子已經在吃 2 份澱粉類碳水化合物，那可能就需要在健身的日子吃 3 份澱粉類碳水化合物。另外一個需要攝取更多碳水化合物常見的例子就是半夜醒來，尤其是凌晨兩點與四點之間（我們在第五章還會詳述）。

你經歷的症狀當然有可能出於完全不同的原因（如果你半夜醒來，你可能會自問：**我睡得夠嗎？我白天吃得夠嗎？我有荷爾蒙的問題嗎？**）這就是為什麼了解你的身體如何運作如此重要。一旦你知道身體**應該**如何運作，你就可以開始做出明智的決定支持你的身體，而不是把這些症狀歸咎於「我變老了」（這是每個人感到身心疲倦時最喜愛的藉口）。

簡單省時自備餐搭配組合表

這是一個超級好用的自備餐搭配組合表。你只要從每一類選取需要的份量，搭配組合，然後就可以上路啦。

自備餐搭配組合表

果昔

蛋白質（選一種）：

- 蛋白粉（30g 蛋白質）
- 膠原蛋白粉（30g 蛋白質）
- 蛋白粉 （20g 蛋白質）+ 膠原蛋白粉（10g 蛋白質）
- 1 杯原味希臘優格
- 1 杯茅屋乳酪

健康脂肪（選一到三種）：

- 3 大匙罐裝椰奶（無加糖）
- 2 大匙椰子片（無加糖）
- 2 大匙高脂鮮奶油
- 半杯酪梨片

- 2 小匙椰子油
- 2 大匙大麻籽
- 1 大匙杏仁醬
- 1 大匙腰果醬
- 1 大匙花生醬
- 3 大匙南瓜籽
- 2 大匙杏仁
- 2 大匙腰果
- 2 大匙胡桃半片
- 3 大匙開心果仁

纖維（選二到三種）：

- 1 大匙奇亞籽
- 1 大匙阿拉伯膠纖維
- 2 小匙菊糖纖維
- 1 大匙亞麻籽
- 1 杯冰凍白花椰米
- 1 杯胡蘿蔔絲
- 2 杯菠菜
- 2 大匙可可粉
- 半杯黑莓

- 半杯覆盆莓
- 1 杯藍莓
- 1 杯草莓
- 半杯南瓜泥

非高纖水果（選零到一種）：

- 半根香蕉
- 半杯柳橙
- 半杯櫻桃
- 半杯鳳梨
- 半杯桃子
- 半杯梨子
- 半杯蘋果

其他（無限）：

- 檸檬汁
- 萊姆汁
- 香草精
- 杏仁精
- 肉桂
- 海鹽

- 肉豆蔻
- 薄荷葉
- 薑
- 薑黃根
- 抹茶
- 乾咖啡粉

早餐

蛋白質（選一種）：

- 3 顆雞蛋 + 膠原蛋白粉（10g 蛋白質）
- 3 顆雞蛋 + 3 片培根
- 2 顆雞蛋 + 60g 雞肉香腸
- 2 顆雞蛋 + 2 個蛋白 + 膠原蛋白粉（10g 蛋白質）
- 2 顆雞蛋 + 60g 牛排
- 1 杯原味希臘優格 + 膠原蛋白粉（10g 蛋白質）
- 1 杯茅屋乳酪 + 膠原蛋白粉（10g 蛋白質）
- 170g 原味希臘優格 + 1 顆水煮蛋 + 牛肉棒
- 140g 燻鮭魚
- 110 火雞絞肉
- 1 杯全脂牛奶 + 巧克力膠原蛋白粉（20g 蛋白質）

健康脂肪（選一到三種）：

- 半杯酪梨
- 2 小匙酪梨油
- 2 小匙橄欖油
- 2 小匙椰子油
- 1 大匙奶油
- 3 大匙南瓜籽
- 3 大匙杏仁、腰果、胡桃、核桃、開心果仁或花生
- 1 大匙杏仁醬
- 1 大匙腰果醬
- 1 大匙花生醬
- 2 片培根
- 40g 豬肉香腸
- ¼ 杯無穀烘烤麥片
- 2 大匙椰子片（無加糖）

纖維（選二到三種）：

- 1 杯非澱粉類蔬菜
- 1 杯草莓
- 半杯黑莓

- 半杯覆盆莓
- 1 杯藍莓
- 1 大匙奇亞籽
- 1 大匙阿拉伯膠纖維
- 2 小匙菊糖纖維
- 1 大匙亞麻籽

澱粉類碳水化合物——可加可不加（30 到 40g 碳水化合物；務必查看營養標示，確定實際的數量）：

- 2 片麵包
- ½ 杯生鋼切燕麥片
- 2 片墨西哥薄餅
- ¾ 杯馬鈴薯丁
- 1 個英式馬芬
- 1 份美式鬆餅（如 Birch Benders）
- 2 到 3 個格子鬆餅（如 Birch Benders）

午餐

蛋白質（選一種）：

- 140g 生／100g 熟雞胸肉

- 170g 無硝酸鹽火雞肉片
- 140g 罐頭鮪魚
- 160g 生／110g 熟 90% 瘦牛絞肉
- 170g 生／128g 熟鮭魚
- 110g 雞絞肉
- 110g 火雞絞肉
- 170g 生／130g 熟蝦肉
- 160g 生／110g 熟雞腿
- 1 杯茅屋乳酪

健康脂肪（選一到三種）：

- 30g 乳酪
- 半杯酪梨片
- 1 大匙美乃滋
- 2 小匙橄欖油
- 2 小匙酪梨油
- 2 小匙椰子油
- 1 大匙奶油
- 3 大匙南瓜籽
- 20 粒大橄欖

- 2 大匙奶油乳酪
- ¼ 杯酸奶油
- 半杯鷹嘴豆泥
- 1 大匙義大利青醬
- ⅓ 杯酪梨醬

纖維（無限）：

- 蘆筍
- 四季豆
- 甜菜
- 綠花椰菜
- 球芽甘藍
- 高麗菜
- 胡蘿蔔
- 白花椰菜
- 芹菜
- 大頭菜（蕪菁）
- 荸薺
- 櫛瓜
- 南瓜（任何一種）
- 黃瓜

- 茄子
- 寬葉羽衣甘藍
- 羽衣甘藍
- 韭蔥
- 蘑菇
- 秋葵
- 洋蔥
- 青椒／甜椒
- 櫻桃蘿蔔
- 瑞典蕪菁（蕪菁甘藍）
- 菠菜

澱粉類碳水化合物——可加可不加（30 到 40g 碳水化合物）：

- ¾ 杯熟白米或糙米
- 2 份鹹餅乾
- 2 片酸種麵包
- 60g 乾扁豆麵條或乾鷹嘴豆麵條
- ¾ 杯迷你紅色馬鈴薯
- ¾ 杯熟藜麥
- 1 杯熟扁豆

- ¾ 杯熟鷹嘴豆
- 2 片小墨西哥薄餅
- 1 個大番薯（直徑約 5 cm，長度 13 到 18 cm）
- ¾ 杯熟豆子（斑豆、腰豆、黑豆、白芸豆等）

其他（無限，除非有註明）：

- 泡菜
- 檸檬汁
- 萊姆汁
- 醋（巴薩米克醋、蘋果醋、米醋、紅酒醋等）
- 味噌
- 德式酸菜
- 第戎芥末醬
- 芥末醬
- 烤肉醬（1 到 2 大匙）
- 番茄醬（1 到 2 大匙）
- 香料植物
- 調味料
- 椰子氨基醬油
- 醬油

晚餐

蛋白質（選一種）：

- 160g 生／110g 熟 90% 瘦牛絞肉
- 170g 生／130g 熟鮭魚
- 110g 熟鱈魚、大比目魚或吳郭魚
- 110g 雞絞肉
- 140g 生／100g 熟雞胸肉
- 6 個中型生蠔
- 160g 生／110g 熟豬排或里脊肉
- 160g 生／110g 熟 90% 瘦火雞絞肉
- 170g 生／130g 熟蝦肉
- 240g 生／140g 熟干貝
- 170g 生／130g 熟沙朗牛排

健康脂肪（選 1-3 種）：

- 30g 乳酪
- 半杯酪梨片
- 1 大匙美乃滋
- 2 小匙橄欖油
- 2 小匙酪梨油
- 2 小匙椰子油

- 1 大匙奶油
- 3 大匙南瓜籽
- 20 粒大橄欖
- 2 大匙奶油乳酪
- ¼ 杯酸奶油
- 半杯鷹嘴豆泥
- 1 大匙義大利青醬
- ⅓ 杯酪梨醬

纖維（無限）：

- 朝鮮薊
- 蘆筍
- 四季豆
- 甜菜
- 綠花椰菜
- 球芽甘藍
- 高麗菜
- 胡蘿蔔
- 白花椰菜
- 芹菜
- 大頭菜（蕪菁）

- 荸薺
- 櫛瓜
- 南瓜（任何一種）
- 黃瓜
- 茄子
- 寬葉羽衣甘藍
- 羽衣甘藍
- 韭蔥
- 蘑菇
- 秋葵
- 洋蔥
- 青椒／甜椒
- 櫻桃蘿蔔
- 瑞典蕪菁（蕪菁甘藍）
- 菠菜
- 德式酸菜

澱粉類碳水化合物——可加可不加（30 到 40g 碳水化合物）：

- 1 杯熟玉米
- 1¼ 杯熟豌豆

- ¾ 杯熟白米或糙米
- 60g 乾扁豆麵條或乾鷹嘴豆麵條
- ¾ 杯迷你紅色馬鈴薯
- ¾ 杯熟藜麥
- 1 杯熟扁豆
- 1 杯墨西哥豆泥
- ¾ 杯熟大麥
- 1 杯熟北非小米
- 1 杯熟野米
- 2 片麵包
- 2 片小墨西哥薄餅
- 1 個大番薯（直徑約 5 cm，長度 13-18 cm）
- ¾ 杯熟豆子（斑豆、腰豆、黑豆、白芸豆等）

點心

（15 到 30g 蛋白質、10 到 20g 健康脂肪、0 到 30g 碳水化合物）

你可以依你飢餓的程度與多久以後才吃正餐，決定點心的份量。

蛋白質（選一到兩種）：

- 半杯茅屋乳酪
- ¾ 杯原味希臘優格
- 蛋白粉（20 到 25g 蛋白質）
- 2 條牛肉棒
- 2 顆水煮蛋
- 1 杯毛豆（去殼）
- 2 條乾酪條
- 60g 義大利風乾火腿
- 85g 無硝酸鹽火雞肉片
- 85g 罐頭鮪魚
- 60g 熟雞胸肉丁

健康脂肪（選一到兩種）：

- ⅓ 杯酪梨醬
- 3 大匙南瓜籽
- 半杯酪梨片
- 2 大匙奶油乳酪
- 30g 乳酪
- 20 粒大橄欖
- 2 大匙椰子片（無加糖）

- ¼ 杯無穀烘烤麥片
- 半杯鷹嘴豆泥
- 60g 義大利臘腸
- 1 大匙美乃滋
- 2 大匙杏仁
- 2 大匙腰果
- 2 大匙胡桃半片
- 3 大匙開心果仁
- 1 大匙杏仁醬
- 1 大匙腰果醬
- 1 大匙花生醬

其他（選一種）：

- 非澱粉類蔬菜
- 1 份鹹餅乾
- 半杯漿果
- 2 到 3 塊脆米餅
- 1 份玉米脆片
- 1 大匙奇亞籽
- 1 大匙阿拉伯膠纖維
- 2 小匙菊糖纖維

- 2 大匙亞麻籽
- 2 大匙可可粉
- 半杯漿果
- 半根香蕉
- 半杯冰凍水果
- 半杯南瓜泥

能量棒：

- RXBAR
- Nash Bar
- No Cow
- Bhu Foods
- Paleovalley
- Kion Bar

前節食者案例

卡蘿是節食老手，阿特金斯飲食、葡萄柚飲食、珍妮克雷格飲食、WeightWatchers 她全試過，而且靠香菸與毒品存活。才十二歲時，她就開始第一次節食。進入六十後，她開始吃 PHFF，減掉了 5 公斤，儘管吃得比以前還多。不僅如此，她對食物的整個心態與態度也徹底改變。她在生活的每一方面都覺得更自信滿意，也沒有意願再展開任何一種節食。

如何靈活應用自備餐搭配組合表

我知道這一章裡有很多數字，看起來可能很嚇人。但是請記住，這些數字的用意不是在限制你，而是賦予你決定的權力。我想讓你知道，該吃什麼才能增進你的新陳代謝健康。但是你也沒有必要太嚴格，畢竟你的身體不是數學算式。不過如果你現在發現你平常吃的蛋白質嚴重不足，碳水化合物卻過多，那你明天就可以開始改變。有了現在的知識，要做到一點都不難！

一開始去閱讀成分標示與參考上表決定份量時，你可能會覺得有些辛苦，但是久而久之你就會習慣成自然，最後什麼都不用量了。依下列的步驟找出你的身體需要多少食物，以理想運作，並開始減去脂肪：

1. 計算你每天需要多少蛋白質，然後決定你每天吃幾餐，最後算出每一餐要吃多少蛋白質。複習一下：計算蛋白質需求量最簡單的算法就是 1.8 × 體重（公斤）或是 2.2 × BMI 為 25 時的體重（公斤）的克數。

2. 找出你需要多少碳水化合物（每天一、二、三或更多份澱粉類碳水化合物）。

3. 使用自備餐搭配組合表，用蛋白質、健康脂肪、纖維與碳水化合物組合出自己的自備餐。

- 先加入符合你的需求量的蛋白質。
- 加入一到三份的健康脂肪。如果這一餐有吃澱粉類碳水化合物，則只加一到兩份，如果沒吃澱粉類碳水化合物，則加兩到三份。
- 加入纖維。不需過於計較數字，但是如果你的目標是每天攝取 25g 纖維，那麼每一餐應攝取 8g 左右。
- 加入一份澱粉類碳水化合物（可加可不加，視你的碳水化合物需求量而定）。

4. 如果一餐無法讓你感到飽足達四個小時，那就應該增加食物量啦！

- 你有攝取足夠的蛋白質嗎？
- 你有攝取足夠的纖維嗎？
- 如果都有，那就該多加一份脂肪啦！

5. 你覺得吃飽了，但是感到疲憊無力，尤其是在健身時嗎？你覺得你健身的表現在退步嗎？那你可能需要多加一份澱粉類碳水化合物啦！

我們來看看實際的例子。如果你早上八點吃的果昔含 30g 蛋白質，有奇亞籽與覆盆莓當作纖維的來源，還有一份杏仁醬當作健康脂肪的來源，但是到了十點鐘就肚子餓，那就試試明天多加一份杏仁醬，然後看看情況有沒有改善。只要你到了午餐前都不會肚子餓，那就達到目標了。這表示你吃的量恰到好處，能夠給你的身體足夠的能量。

在本章結束前，還有最後非常重要的一點：一開始，你的身體對飢餓與飽足發出的訊號可能會不太協調。所以，儘管我鼓勵你信任自己的身體、閱讀它發出的訊號，你現在可能還無法做到這一點。這也沒關係，這裡有幾個訣竅給你。

如果你是那種從來都不覺得肚子餓的人，那很有可能是因為你長期卡路里攝取不足，所以身體為了保存能量，已經整個緩慢下來。但是還好你的身體一直處於變動的狀態。一旦你的身體又開始得到規律的飲食，你的新陳代謝就又會活躍起來，飢餓的訊號也會返回。就先從早餐開始（比如說，開始吃早餐！），儘管這只是一小步。

如果你是那種老是覺得肚子餓的人，也不用擔心。隨著你開始穩定血糖，你很快就會開始覺得一整天都更飽足。試試連續三天每餐都吃 PHFF，之後如果你還是一直覺得肚子餓，那你就知道你就只是吃得不夠。這時你就可依照上面如何靈活應用「自備餐搭配組合表」的說明，增加你的食物量。

哇，這麼多令人興奮的新資訊！踏上任何一段新的旅程，都伴隨著某種程度的恐懼或焦慮。我知道！這就是為什麼我提供給你這些建議，並讓你依自己的狀況靈活調整。不妨把本章視為你的登山杖：它給你額外的穩定與支持，讓你安心踏上爬山的旅程，不怕摔倒。

30 秒總結

如果你此刻覺得資訊太多招架不住，不用慌張！把本章再讀一遍。你也可以每次只閱讀一小段，或是大聲唸出來。在閱讀的同時，練習把焦點放在下面幾點，達到保持血糖穩定、身體燃燒脂肪、肚子整天感到飽足的目標：

1. 吃 PHFF：最首先與最重要的一點，就是開始每一餐吃 PHFF。這可以保持血糖穩定、燃燒脂肪，並促進新陳代謝。

2. 肚子餓時就吃：你比我更了解你自己，也比任何節食「專家」更了解你自己。不要跳過某一餐，也不要吃太少，讓自己幾小時後又肚子餓。你每一餐都應該讓你感到飽足達整整 4 小時。如果不到 4 小時又肚子餓，那就表示你需要吃更多！開始仔細傾聽你的身體，認出它什麼時候肚子餓，什麼時候又不餓，然後你就會開始看到驚人的成果。

3. 不要只吃碳水化合物：如果基於某些因素，你無法做到 PHFF，盡量不要只吃碳水化合物。像是吃香蕉時，再吃一點花生醬。或是吃鹹餅乾時，再吃一點乳酪。這樣仍舊可以減緩糖進入血液的速度。

把整個心態從「計算卡路里、追蹤巨量營養素、剔除某些食物類別」轉移到「控制你的血糖」，是你取回對食物的決定權的第一步。在下一章，我會再次嘗試改變你的心態，也就是把焦點從減去脂肪轉移到增加肌肉，而這個新轉移將徹底改變你對身體的觀感。

第三章
肌肉就是金錢

你以前試過的節食法有沒有這樣說：隨著體重減輕，你就得減少卡路里的攝取，才不會又胖回去？或是如果你體重一開始減輕了、但是接著久久減不下去，就表示該更進一步降低卡路里的攝取？

這個理論有兩個原因：

1. 新陳代謝調適：你的身體會去適應卡路里攝取降低的狀況，也就是減少每天燃燒的卡路里（這也是第一章的亞莉克絲所經歷的人體生存技巧）。

2. 肌肉流失：低卡路里飲食導致肌肉流失，隨著肌肉減少，新陳代謝也降低。這時你就得吃越來越少才不會又增重，但是執行起來也越來越困難。

難怪大多數採用低卡路里節食法的人最後往往又恢復原來的體重，甚至還又增加幾公斤。更糟糕的是，大多數的傳統節食法還推崇做有氧運動來燃燒大量卡路里。這些長時間、高強度的有氧運動，尤其是規律進行時，對身體其實是一種壓力，告訴身體它需要的是耐力，而非肌力。於是你的身體會開始調適，以下面兩種方式變得更有耐力：

1. 你的身體會開始從**肌肉**減去不必要的體重。耐力運動用不到多餘的肌肉，因此對欲進行長時間有氧運動的身體來說是額外的體重。而且因為肌肉比脂肪密度更高，所以身體會先甩掉肌肉。

2. 你的身體會開始在**脂肪細胞**裡儲存容易取得的能量。脂肪是儲存長時間有氧運動所需能量的好地方，而且它有無限的儲存空間。

長時間、高強度的健身方式，如集體訓練、飛輪課程、10 公里慢跑等也許在你的 Apple Watch 上顯示燃燒了很多卡路里，但是每天進行這樣的運動，尤其是如果你的卡路里攝取還過低時，最終將使身體更有效率地燃燒卡路里。這表示儘管你的智慧手錶說你燃燒了 600 大卡，你的身體其實可能只燃燒了 100 大卡。

前節食者案例

艾琳成為我的客戶已經好幾個月了。她飲食模式吃 PHFF、睡得好，竭盡所能調適兩個小孩與全職工作帶來的壓力，而且每週慢跑 4 次，但是在身體上看不到任何轉變。我告訴她，該是捨棄慢跑、多做肌力訓練的時候了。於是她把慢跑換成肌力訓練，一週後就減了 1.4 公斤。不過她減掉的不是 1.4 公斤的脂肪，其中有些其實是身體儲存的多餘水分，這是因為運動過度而導致皮質醇過高所引起。我們在第六章還會詳細介紹皮質醇，以及它長期過高時會對我們的新陳代謝帶來什麼樣的傷害。

有氧運動有很多很多好處，但是長期減去脂肪絕非其中之一。如果有氧運動是你的運動習慣之一，你也喜愛這運動，很好，你不需要停止。但是如果你做有氧運動是為了減去脂肪，長期下來的結果一定會讓你失望。

肌肉中心醫學的創始人嘉比瑞．里昂醫師就說：「我們不是脂肪過多，而是肌肉太少。」（可見她的著作《肌肉抗老》一書）這個觀點發人深省，並意味著你可以完全自己掌控你的運動與肌肉增長。

要以最少的努力達到最大的的效果，你就該停止專注於在運動期間盡可能燃燒卡路里，而開始專注於增加肌肉，讓一整天都盡可能燃燒卡路里。

下面我們就來看看為什麼身上有更多肌肉是長期減重的生理前提，以及如何增加肌肉，卻又不用如你想像的在健身房花那麼多時間。

爲什麼你需要更多肌肉

增加肌肉的好處無止無盡，但是在本書裡，我們只專注在這個事實上：**你身上的肌肉越多，你光是躺著看 Netflix 時所燃燒的卡路里就越多，真的！**

你的骨骼肌佔了你整個體重的 30 到 40% 左右。骨骼肌是連接到骨頭的肌肉，讓你得以執行日常的運動與功能。骨骼肌還有抗發炎的性質，讓你穿著無袖背心時手臂顯得更好看，而且是我們身上消耗葡萄糖最多的地方（也就是說，它會吸收利用掉我們吃進的碳水化合物）。

讓我們先來看看你的身體每天如何燃燒卡路里。你的「每日總熱量消耗」（TDEE）是你的身體維持體重、讓你安康地活著所需的熱量。下面這個表顯示出其組成。

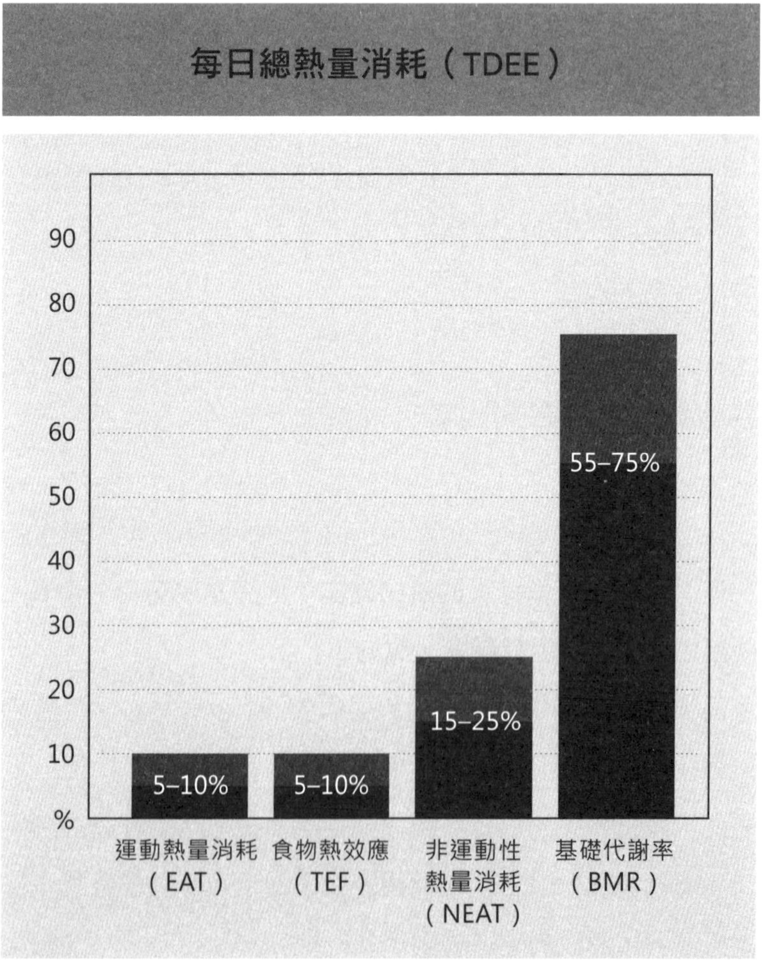

我們常以為我們消耗的總熱量只包括我們在健身房與在日常生活中所消耗的熱量，但是從上表可以看到，運動時燃燒掉的卡路里，也就是「運動熱量消耗」只佔了我們每天所消耗的熱量的 5 到 10%。

另一方面，你的「基礎代謝率」則佔了你每日所燃燒的卡路里的 55 到 75%。如果你陷入昏迷狀態，你的身體仍會需要這麼多的熱量，才能讓器官繼續運作。基礎代謝率不包括你在日常活動中所消耗的熱量！所以，如果你正在自責沒去健身房健身，現在你知道了，你每天仍在燃燒很多很多卡路里。

接下來，我們有「非運動性熱量消耗」，也就是你每天走路、躁動、打掃、站著、處理各種事情時所消耗的熱量。這是你生活度日時所燃燒的卡路里。在健身房做重量訓練或瘋狂地踩飛輪車不包括在內，因為這屬於運動熱量消耗。請注意，這個部分比運動所消耗的熱量還要多。

最後還有「食物熱效應」。我們在上一章有稍微提到蛋白質的食物熱效應很高。食物熱效應是身體每天光是消化食物所消耗的熱量。沒錯，消化食物就是這麼耗能！蛋白質有最高的食物熱效應，因為身體分解消化它所需的時間最久。

然而，我們從這個表格所得到最重要的結論是，運動是很重要，但是增加你的基礎代謝率能夠最有效地燃燒熱量。這就是你的肌肉大展身手的地方。維持肌肉很耗能，因此光是為了保持肌肉的存在，身體就需要燃燒很多熱量。更多肌肉意味著更高的基礎代謝率，也就是身體休息時所燃燒的卡路里就越多。所以，沒錯，光是身上有更多肌肉，你就會在什麼也不做時燃燒更多卡路里。

建造與維持肌肉

從新陳代謝的角度看來，肌肉就是金錢。我們有越多肌肉，休息時燃燒的卡路里就越多，可以吃的食物也更多，而且在新陳代謝上也更有彈性。我們在下一章還會詳細說明新陳代謝彈性，在此處我們只需要先知道，你的新陳代謝越有彈性，你在飲食選擇與運動習慣上也就越有彈性，不用擔心體重會增加。

我們的身體以下面兩種方式建造與維持肌肉：

1. 從飲食中的蛋白質攝取足夠的胺基酸，促進**肌肉蛋白質合成**。

2. 透過**肌力訓練**，也稱為肌肉活化。

肌肉蛋白質合成

蛋白質由胺基酸組成。胺基酸有二十種，但是只有其中九種是「必需胺基酸」，表示我們必須從食物中攝取這些胺基酸，才能存活與茁壯。

肌肉蛋白質合成，或者說是肌肉建造，只有在我們的身體攝取了足夠的必需胺基酸時才會進行。其中一個最重要的胺基酸「白胺酸」會啟動肌肉蛋白質合成的過程，但是我們仍舊需要全部九種必需胺基酸才能完成此過程。動物性蛋白質，如牛排、雞肉與雞蛋，含有大量的必需胺基酸，很容易就啟動肌肉蛋白質合成。**基本上，只要你每餐攝取 30g 的動物性蛋白質，你的身體大概就在不斷啟動肌肉的生長與修復。**植物性蛋白質，如大豆、扁豆與豆子，含有的必需胺基酸就少很多，對肌肉生長來說就不是那麼有效。

不過這並不就表示一餐吃的蛋白質不到 30g 或者是吃植物性蛋白質就是浪費。人體每一個細胞進行的每一項工作幾乎都需要蛋白質，因此每天攝取足夠的蛋白質對身體有很大的好處，無論是雞蛋、肉、扁豆、豆腐或任何一種富含蛋白質的食物都一樣。但是攝取 30g 的動物性蛋白質會一整天不停地啟動肌肉生長，不只是在健身的時候。

如果你完全不吃、或是只吃少量的動物性產品，那你可以去找添加白胺酸或添加必需胺基酸的植物性蛋白粉，早餐時沖泡成蛋白飲。這些蛋白粉通常會標榜為「運動」蛋白粉，因為它們就是設計來增加肌肉的。

肌力訓練

增加肌肉最簡單、最有效的方式就是肌力訓練，也就是讓肌肉對抗阻力進行收縮。

在開始說明肌力訓練是什麼、以及它為什麼有效前，很重要的就是要先了解肌力訓練須伴隨著心態的轉變。尤其是牽涉到女性與減重時，肌力訓練是最常被低估與最常被誤解的工具之一。大多數女性想到舉重時，總立刻聯想到健美選手、類固醇、喘息聲，還有黝黑油膩的體型。讓我們把這些畫面都忘了吧！我們可以描繪出一幅更貼切的景象。

肌力訓練的目的是在使你更強壯。這一點看來很明顯，但是當你的目標是盡可能燃燒脂肪以減輕體重，這似乎就有點不合邏輯，先忘了這個目標吧。你的新目標是增加肌力，這比減重還重要，而且會為你在生活中的各方面都帶來好處。而說到減重，你也不需要完全捨棄有氧運動才會看到成果。本章的目的是讓你了解，增加肌力不只對你的新陳代謝健康非常重要，同時也對你的整體健康與長壽至關重要。我們在下一章還會詳細討論特定類型的有氧運動會如何影響你的新陳代謝。

前節食者案例

瑞雪爾是我的新客戶，六十五歲的她儘管熱愛運動，這輩子卻從來沒做過任何重量訓練。完成了 12 週的肌力訓練計畫後，她每一個訓練動作的重量都增加了，覺得自己更強壯，而且這輩子第一次在身上看到性感的肌肉線條。

你過去大概都是用磅秤來評估自己的進展，但是磅秤完全無法呈現出身體健康中一個更重要的指數（還有你的身體看起來是什麼樣子），也就是你的身體組成。

只是想減去 2 到 5 公斤而開始肌力訓練的客戶，通常在磅秤上不會看到多少進展。這是因為他們在減去脂肪的同時，也逐漸在增長肌肉，而磅秤無法區分肌肉量與脂肪量。因此，要評估進展，非常重要的是要量尺寸或是為自己照相，而非每天量體重。

量尺寸與照相時，要注意下面幾點：

1. 不要每天量或每天照。就跟你的體重每天會變動 1 到 2% 一樣，你的尺寸，尤其是腰圍，也會因為你吃了什麼、喝了多少、運動多劇烈、月經週期等而變動。

2. 每次照相時，穿一樣的衣服，用一樣的燈光，照同樣的鏡子。衣著風格與顏色上若稍有不同，也可能會造成不同的視覺效果。如果你穿著衣服量尺寸，那麼最好也每次穿同樣的衣服。

3. 不要只量腰圍。基於遺傳，每個人會在身上不同的地方失去與保存脂肪。如果你的基因在腹部容易堆積脂肪，那麼如果腰圍上進展較緩慢，只會使你更灰心。我建議選三到五個地方來測量，像是腰圍、臀圍、大腿、胸圍與上臂。

4. 一個月只量一次尺寸或照一次相，給你足夠的時間看到進展。如果你之前習慣每天量體重，這可能有點困難，但是如果你是那種隔天沒見到成效就感到洩氣的人，這是一個養成新習慣的好機會，並省去每天追蹤進展的壓力。

自己在家追蹤身體組成：如何測量，記錄進展

1. **腰圍**：把皮尺與肚臍對齊，水平地圍住整個腰。不要在月經期間量腰圍，因為這時的腰圍很可能不準確。
2. **臀圍**：就是整圈臀部的周長。找臀部最寬的部分測量，通常是臀部中間的部分。
3. **大腿**：跟臀圍一樣，找大腿最粗的地方測量，通常是大腿最上方的部分。
4. **胸圍**：把皮尺與乳頭對齊，繞過腋下測量。如果你有胸部，這部分會有一點點麻煩，因為你不想把胸部壓下去。盡可能把皮尺舒適貼身地圍住胸部。
5. **上臂**：從手肘尖端往上 15 公分處，測量上臂的周長。

肌力訓練可能不會使體重立刻大幅下降，但是你會看起來不一樣。而在我的事業生涯中，我至今還沒聽到有人抱怨

這一點。

肌力訓練可以使用自由重量、槓鈴、固定器材、彈力帶，或甚至是自己的體重。最重要的就是讓你的肌肉受到張力一段時間，用這個方式增強肌力。

無論你採用哪一種技巧或哪一種重量，都應進行「漸進式超負荷」，也就是你每週都逐漸增加重量或次數。如果你利用自己的體重，那你不是每兩天做 20 次伏地挺身，而是做 20 次、然後 21 次、22 次。要持續增加肌肉，你就必須持續挑戰你的肌肉。如果你不漸進式地增加負荷，就無法增加肌肉。

記住，你的焦點不再是燃燒脂肪，而是變得更強壯。只要你記住這一點，你一定會看到成果！

製訂健身計畫

說到運動，通常有兩種類型的人：一種把健身視為第一優先，無論有多忙碌，連考慮都不會考慮錯過健身的機會；另外一種則老是推託不去健身，因為他們就是沒有時間，無法把健身排為第一優先。

如果你是第二種人，通常是因為你在想：如果我沒辦法一週去健身房 5、6 次，那也沒必要展開訓練計畫。但是建立起一個能增強肌力的健身習慣，要花的時間其實比你想像的少很多。下面我們就來看看。

1. 如果你從來沒做過肌力訓練，或是屬於「我就是沒時間」的類型：
    - 先開始每週做 2 到 3 次的 30 到 60 分鐘全身鍛鍊。你不需要做更多才能看到成果。我自己就是週六與週日利用健身房的托兒服務去健身，然後工作日最不忙的一天去一次。
    - 追蹤你鍛鍊的重量與／或次數，每週逐漸增加重量或次數。增加一點點重量或多做一次即可。手機上的筆記軟體在這方面很有用。
    - 安排**休息日**，一週至少兩天。
    - 確定你有攝取足夠的蛋白質，支持這些新生成的肌肉纖維。遵照第二章的攝取量。
2. 如果你已經在做肌力訓練，而且準備好更上一層樓：
    - 計畫每週健身 3 或 4 次。如果你健身三天，做全身鍛鍊。如果你健身四天，則兩天只鍛鍊上半身，兩天只鍛鍊下半身。

- 遵照上面第一點的其他說明。
- 其他我特別喜愛的漸進式超負荷健身法還有 Mind Pump Media、Paragon Training Methods、Moves by Madeline、Sohee Fit 等。

需要更多具體的建議嗎？很好！下面就是一個 30 天全身鍛鍊計畫，讓你可以立刻展開。每週鍛鍊三天，連續四週，而且一週一週增加次數或重量。你可以用手機的筆記軟體記錄次數與重量，確定每週逐漸增加負荷。只要有幾套啞鈴或彈力帶，你就可以在家或健身房進行這套鍛鍊計畫。如果你不確定某些動作怎麼做，不妨上我的網站 metabolismmakeover.co/resources，上面有每個動作的影片。

第 1 天

- 分腿蹲：2 組 8-12 次
- 俯身划船：3 組 8-12 次
- 握推：3 組 8-12 次
- 羅馬尼亞硬舉：4 組 8-12 次
- 伏地挺身：3 組 10-15 次
- 二頭肌彎舉：3 組 10-15 次

第 2 天

- 健身椅踏步：2 組 12-15 次
- 橋式：2 組 12-15 次
- 西斯深蹲：2 組 8-15 次
- 斜身側平舉：3 組 10-15 次
- 彈力帶側平舉：3 組 10-15 次
- 過頭三頭肌伸展：2 組 10-15 次

第 3 天

- 前蹲：2 組 12-15 次
- 過頭肩推：3 組 8-12 次
- 飛鳥夾胸：2 組 12-15 次
- 單臂俯身划船：每邊 2 組 10-12 次
- 直立划船：2 組 10-15 次
- V 型上舉：1 分鐘
- 反向捲腹：1 分鐘

肌力訓練常見問題

1. 我會變成金剛芭比嗎？

你不太可能光是做肌力訓練就變成金剛芭比，除非你同時還吃荷爾蒙。要「肌肉暴增」還需要大量的睪固酮，但是女性根本沒有睪固酮。此外，遺傳在這裡也扮演了一個角色。肌肉增長的過程基本上非常慢，尤其是在女性身上。

2. 如果我真的沒辦法健身，怎麼辦？

如果你因為受傷或生病，或是在目前的人生階段就是沒辦法健身，那請記住 80/20 的原則。把焦點放在其他的支柱上，尤其是飲食，並小心維持血糖穩定。根據第二章的說明，調整你的碳水化合物攝取量。此外記住，要引發肌肉蛋白質生成，你每餐至少要吃 30g 的動物性蛋白質（或是添加胺基酸的植物性蛋白粉）。蛋白質對維持你已經擁有的肌肉量非常重要。

3. 我最喜愛的芭蕾有氧課（barre）也算肌力訓練嗎？

有運動總比沒運動好，活動總比不活動好。規律地活動你的身體與肌肉是對自己的身體感到自信滿意的關鍵。

不過如果你的目標是增加肌肉以提高基礎代謝率與燃燒脂肪，像芭雷有氧、瑜伽與皮拉提斯這些著重於副肌肉群、柔軟與穩定的健身方式就無法增進你的新陳代謝。但是你仍舊可以在肌力訓練之外做這些運動，因為它們還是能夠帶來很多好處。但是這些運動的目標不應是減少脂肪。

30 秒總結

從新陳代謝看來，肌肉就是金錢，因為肌肉越多，休息時燃燒的卡路里就越多，我們可以吃的食物也越多，同時又不用擔心會變胖！

1. 阻力訓練：最優先與最重要的，就是讓你的肌肉受到張力。你可以使用自由重量、彈力帶，或者就利用你自身的重量。

2. 安排休息的日子：在健身房裡看不到進展最好的方式就是每天進健身房。所以囉，每週至少休息兩天。

3. 每一餐都吃蛋白質：每一餐至少攝取 30g 的動物性蛋白質可引發肌肉蛋白質生成。每天三餐都吃蛋白質，就可以增加肌肉。如果你不吃動物性產品，那就每天吃一次有添加必需胺基酸的植物性蛋白粉。

現在你了解不同的健身方式會以不同的程度燃燒卡路里：增加肌肉能使你**一整天**都燃燒卡路里，大量的有氧運動則使你**只在運動期間**燃燒卡路里。在下一章，我們把視野擴大到健身房之外，探討不同種類的日常活動會如何影響你的新陳代謝健康、血糖反應、壓力程度，甚至是你如何變老。

第四章
活動：活在動中

我猜在閱讀本書的你們大多都不認為自己動得太少，尤其是如果你定期上健身房。

但是如果你每週上 5 到 6 次健身房，每次 1 小時，但是剩下的 23 小時要不就坐在書桌前，要不就躺在沙發或床上，買菜與晚餐都外送，那麼你就屬於「動態缺乏運動」的類別。其實這個詞就是在說：**你缺乏運動，但是你有去健身，所以例外給你一顆星**。

為什麼這如此重要？你知道有多少研究顯示缺乏運動的生活型態對人體健康在各方面都有負面的影響嗎？一整天坐在書桌前會自動增加肥胖、慢性疾病與早死的風險？這就是你，你就屬於這個類別，儘管你有規律運動。我知道這個事實很殘酷，但是不用擔心，這裡就是要幫助你走上正途！

缺乏運動的生活型態對健康的危害有兩個根源：

1. 從日常的活動中燃燒的卡路里更少
2. 身體長時間維持在同一個姿勢

其實卡路里燃燒更少不是大問題，只要我們沒有吃得過多。但是如果你正積極嘗試減輕體重，這就很重要了，因為「非運動性消耗」佔了我們每日總熱量消耗的 15 到 25%（見第三章）。不過，這其中最主要的問題不是我們每天走的步數不夠多，而是我們**沒在活動**。我們黏在書桌、電腦、電視前，使我們生病、肥胖、年老後行動不便。

在這一章，我們就來探討為什麼活動對你年老時的健康與體重如此重要、你需要多少活動，以及如何在日常生活中簡單地增加活動量，使你從「動態缺乏運動」變身為「動態活躍」，儘管你得長時間在書桌前工作。

什麼是「活動」？

每個人對「活動」有不同的定義，但是我將之定義為「**活在動中**」。任何低衝擊的肢體活動都屬於這個範疇，這大多數都是非運動性的活動，像是走路、家務、園藝、健行、蹲下去抱起你的小孩或一個箱子、站在書桌前（而非坐著），或甚至是坐立不安也算。從一個姿勢換到另一個姿勢也可以算，因為這樣可避免身體一整天維持在同一個姿勢。我們不把這些活動視為運動，但是它們使我們的身體每天都在動。

除了可避免久坐不運動導致早死，活動還對下列健康層面非常重要：新陳代謝彈性、血糖控制、壓力舒解，以及我個人的最愛，也就是**年老時維持活動的能力**。

新陳代謝彈性

健身就跟任何東西一樣，隨著潮流在變。而有些健身方式好，有些沒那麼好。九〇年代的觀念是做有氧運動，並維持在「燃脂區」。不要在跑步機上衝刺，開始爬坡走路！到了二〇〇〇年代，風潮轉向「高強度間歇性訓練」，每個人都想用健身來燃燒卡路里。但是最後我們發現，有氧運動落在「燃脂區」不無道理。

讓我們先暫時回到生物課。還記得我們吃 PHFF 所產生的能量嗎？這些能量是我們細胞裡的粒線體所產生的。我們擁有大量健康的粒線體時，身體的新陳代謝就很有彈性，也就是此刻有什麼燃料可使用，就可以使用什麼燃料。這時身體可以輕鬆地燃燒脂肪來產能，而不需要總是仰賴碳水化合物。久坐缺乏運動的人則往往缺乏新陳代謝彈性，也就是他們的身體不容易燃燒脂肪來產能，而常常直接燃燒碳水化合物或葡萄糖。這時問題就來了，因為難以燃燒脂肪，因此這樣的身體需要碳水化合物當作能源，所以它會一直維持在尋找食物的狀態。但是只要我們的粒線體功能正常，它就可以輕鬆地從燃燒碳水化合物轉換成燃燒脂肪。

所以，我們想要維持新陳代謝的彈性，對吧？各種形式的肢體活動對我們的整體健康都有好處，但是結合有氧運動與肌力訓練則是增加健康粒線體的關鍵，而健康的粒線體可以增加新陳代謝彈性。我們已經討論過肌力訓練，所以在此我們來探討有氧運動。**有氧運動**又稱**心血管有氧運動**，指的是能使你長時間心跳加快的運動。跑步、騎車、爬樓梯是常見的有氧運動。依心跳的頻率，有氧運動可分為五個區間：

1. 第 1 區：達最大心率的 50 到 60%。這時你還可以輕鬆地交談。

2. 第 2 區：達最大心率的 60 到 70%。你可以與人交談，但是爾偶需要喘口氣。

3. 第 3 區：達最大心率的 70 到 80%。你可以說話，但是大概只能用一到兩個字回答。

4. 第 4 區：達最大心率的 80 到 90%。你只能勉強吐出一個字回答，而且其實不想被問問題。

5. 第 5 區：達最大心率的 90 到 100%。不要跟我說話！

每一區間的運動都有好處，但是如果你想要更有效率地使用脂肪，那就該選擇第 2 區間（Zone 2）的運動。這個區間也會把身體帶入一個副交感神經系統更活躍的狀態，也就是整個身體更放鬆的狀態。所有的運動都會使我們的體內釋出腦內啡，這是會使我們感到幸福愉悅的荷爾蒙，但是低強度的運動不會使你的心跳快到去啟動交感神經系統，產生「戰或逃」的反應。說到使神經系統平靜下來，我們往往會想到冥想或瑜伽這類運動，但是如果你不喜歡這類運動，那麼不妨去散步、輕鬆地慢跑、游泳、騎車或跳舞。科學文獻顯示第 2 區間有氧運動的理想數量是每週 150 到 180 分鐘，從散步 90 分鐘 2 次到每天跳舞 20 分鐘都可以。

血糖控制：用活動來控制血糖

繼吃 PHFF 之後，控制血糖第二有效的方式就是餐後活動你的身體。

血糖會在餐後 90 分鐘達到高峰，而我從研究結果與自己使用血糖監測器的經驗得知，餐後散步、慢跑或騎車 20 分鐘可以減緩血糖的驟升。血糖穩定就等於胰島素釋放更少，胰島素釋放更少就等於脂肪燃燒更多！而且，真的，任何種類的運動都有效。不過散步可以一石二鳥，你可以晚餐後跟伴侶或小孩一起散步、共度時光，或是午餐後邊散步邊打工作電話。

舒解壓力

說到一石二鳥，研究顯示散步（就算只是 10 分鐘）會促使身體釋出腦內啡，使人感到輕鬆愉快。而且這還不一定非得是第 2 區間的有氧運動，就連只是出門散步一小圈都可以在晚餐後使人放鬆下來。而之後在第六章你還會發現，壓力是體重減不下來的最大敵人。

要舒解腦中的壓力可能不容易，但是散步是個簡單不費事的活動，大多數人都可以在日常生活中執行。如果出太陽還更好，這時血清素還會使你更有能量、心情更好。更好的是走在陌生的地帶，或是光腳散步（本章稍後會再詳述）。

前節食者案例

賈桂琳第一次來找我時，沮喪不堪，因為她一向熱愛運動，但是此刻基於一個特殊醫學狀況而無法運動施力。她六個月前剛生小孩，很難過無法上健身房減去產後的贅肉。我建議她在日常生活中慢慢加入第

2 區間的有氧運動，看她的身體如何反應。由於這類運動的衝擊非常低，她最後可以每天去散步 20 分鐘，而三個月後，她的褲子尺碼就小了一號，而且又覺得跟以前一樣，根本不需要健身房。

刻意去活動

現在，我知道你一定在問，**那我需要多少活動？**一項對十五個國際研究群體進行的統合分析調查了每日步數與死亡率的關係。其結果基本上就是，每天走的步數越多，死亡率就越低，其比值僅隨年齡不同。

我不想含糊其詞，但是，基本的原則就是，動得越多就越好。與其每天達到一定的步數，我建議你不如時時去思考如何可以動得更多，而且動得**更有效率**：

- 如果你有在追蹤步數，目前每天走三千步，那麼怎麼樣可以達到四千步？
- 如果你沒在追蹤步數，但是你知道自己在日常生活中沒有刻意去活動，那麼你可以在生活中加入什麼活動？

如果你的工作迫使你一整天坐在書桌前，要增加活動量可能並不簡單。所以啦，我就直接去問我的社群，看看他們如何在忙碌的日子中納入創意的活動。下面就是他們的點子！很多其實都只是合併你每天在做的事情。

1. 每天散步：每天在行事曆上安排一段散步的時間，與你的身體約個會。每天做 20 到 30 分鐘的第 2 區間有氧運動最理想。如果對你來說較方便，也可以一天上健身房，一天去散步 45 分鐘。你甚至可以在一天內把它分成好幾趟，每次只走 5 到 10 分鐘。散步簡單不費事，因此社群裡很多人的做法都是去散步。

2. 找機會動：等洗澡水變熱時，做幾個伏地挺身，或是刷牙時同時做踮腳提踵。看電視時保持瑜伽姿勢。每小時站起來去上個廁所、在家外或辦公室外走一小圈、拿出洗衣機的衣服，或者就只是站起來動一動。把新習慣跟舊習慣合併起來，就很容易在日常生活中納入更多動的機會。

3. 一天 50% 的時間站著：與坐著比起來，站著會多燃燒 50% 的卡路里，並明顯降低餐後的血糖值。一項對辦公室族進行的研究顯示，午餐後站個 180 分鐘，比午餐後坐著 180 分鐘能減少餐後血糖驟升達 43%。另外一項對辦公室族進行的研究也顯示，工作時每 30 分鐘在站姿與坐姿之間變換，平均可減少血糖驟升達 11.1%。

4. 小孩寵物也加入：晚餐後全家一起去散步或騎車，既有樂趣，又可增進家人感情。跳舞派對、泳池競賽、跟你的小孩或寵物在地上打滾嬉鬧，都可以讓全家一起開心地動。

5. 找個夥伴彼此敦促：如果有人敦促，而且有固定的時間，我們就更可能達到為自己設下的目標。所以囉，找個朋友互相敦促，一起去散步，並約好一個對你們兩人都合適的時間，就算只能在網上相見也可以。這還有一個額外的好處：友誼是增進健康與舒解壓力的關鍵，所以你已經搶先進入第六章了！

6. 工作時動得更頻繁、更多樣：如果有可能，一週走路或騎車去上班 2 到 3 次。邊走路邊講電話，或是站著開視訊會議。想問同事問題時，不要寄電子郵件，走去同事的桌邊問。部分的時間降低工作桌面，坐在瑜伽枕上或蹲著，或者是把桌面升高，站著工作。如果你是在家工作，工作一個段落後若有幾分鐘的時間，就站起來動一動、收碗盤，或是在地板上做幾個伸展運動。

7. 變換坐著的方式：我們的身體不是用來整天坐在椅子上的。也許這無法完全避免，但是你可以時不時變換坐的方式，讓身體動一動。與其坐在沙發上，你可以坐在地板上、瑜伽枕上、健身球上，你可以蹲著、盤腿坐、伸直腿坐，坐的方式無止無盡。

8. 變換走路的方式：如果你真的沒有時間每天去散步 20 到 30 分鐘，那麼真的能夠擠出時間去散步時，去走在草地上、石子路上、山坡上，甚至是光腳走，增加走路的效果。每一種不同的地面都讓你的身體用不同的肌肉去完成一套不同的動作。多變的活動是更好的活動。

9. 做家事時也來動：每個人都要做家事，那何不利用做家事的時間動一動？與其用水管澆花，不如用澆水壺澆花。與其用割草機器人，不如用手推割草機。與其用掃地機器人，不如用傳統吸塵器。設定鬧鐘，用 10 分鐘的時間快速清理某個空間。我個人的最愛是「憤怒式清潔法」。如果你不知道什麼是憤怒式清潔法，那你可能不是那種需要發洩怒氣時會瘋狂打掃的人！

10. 合併新陳代謝生態系統的其他支柱：與其把活動視為另外一樣該做的事情，不如將之視為你每天就只為你自己的做的事，用來舒解壓力。出門散步時，可以聽個 podcast、跟朋友打電話聊天或見面，或是聽你最喜歡的音樂。我自己最喜愛的做法之一是出門散步享受早晨的陽光，這樣晚上就會睡得更好（第五章還會詳述）。你也可以養成飯後散步 10 到 20 分鐘的習慣，穩定血糖，而且如上所述，你還可以讓家人或寵物也加入。最後別忘了，活動更多就表示消化更好。如果你一整天都以同樣的姿勢坐著，你可以想像你可憐的消化系統擠在一起有多難受。所以囉，給它一點伸展的空間！

「營養活動」的創始人凱蒂・鮑曼說，限制活動就跟限制飲食類似。我們吃進某些食物時，食物中的養分會跟我們的身體溝通，並以特定的方式被利用。鮑曼認為「活動」也一樣。身體也會因為你做（或不做）某些活動而受到影響。

總而言之，我希望你不只是增加每天走路的步數，儘管這是個很好的起點，尤其如果你目前一整天大多都坐著。我要你做到的是增加整體的活動量，以促進整體的新陳代謝健康與長壽。這可能包括少坐多站、蹲下去撿東西、坐在地上摺衣服，或是在公園裡吊單槓。

與其擔憂年老時體重增加，你應該擔憂什麼會造成體重增加。肌肉流失導致新陳代謝下降、無法隨心所欲地地活動與運動，這才是你應該要擔憂的。

想到年老時的活動能力時，我往往會想到彼得・阿提亞醫師所提出「邊際十年」的概念，也就是你生命中的最後十年。你希望你最後十年的生活看起來是什麼樣？你想要做什麼？你想要怎麼活動？你可以努力去保持身體的行動能力與肌肉完整。你有這個力量，善用它。

活動身體的代價很低。比起平衡飲食、開車去健身房、舉起一對啞鈴、逼自己停止滑手機早點上床睡覺、減少壓力、照顧腸胃健康，讓身體多活動一點真的很簡單。而且這裡列出的很多做法其實更像享受，而非差事！

對我來說，要在生活中養成新習慣，關鍵就是：**讓它有樂趣**。我希望這一章讓你看到，活動身體既不複雜、也不費時。你在生命中的任何階段都可以擠進更多健康的活動。

一天之內動得更多

如果你還在掙扎找出時間擠進活動身體的機會，拿出筆記本，或是用筆記軟體，以 30 分鐘的間隔寫下你一整天的日程。就像這樣：

06:30 am：起床，準備上班

07:00 am：準備早餐與咖啡，準備午餐，出門

07:30 am：開車去上班，在辦公桌前安頓好

08:00 am：小組會議

08:30 am：小組會議

09:00 am：上廁所，在電腦前工作

09:30 am：在電腦前工作

10:00 am：電話會議

……繼續下去

看看整個日程，利用本章的點子，寫下在哪裡可以加入活動身體的機會。早上有時間散步一小圈嗎？可以不坐電梯走樓梯嗎？可以建議站著開會或邊走路邊開會嗎？有可能偶爾坐在健身球上工作嗎？我們往往只需要多留意一點，就可以增加活動身體的機會。

30 秒總結

活動是生活的一部分，在日常生活中動得越多，就越好。下面就是我用活動來促進新陳代謝、增加新陳代謝彈性、而且活得更久的三大策略：

1. 享受第 2 區間有氧運動：用能夠交談的速度運動，這時你就處於「燃脂區」。這種運動能為新陳代謝與長壽帶來多許多好處，而大多數的專家都同意，最理想的運動量是每週 150 到 180 分鐘或每天 20 到 30 分鐘。此外，在這輕鬆舒適的速度下，最容易跟朋友一起運動了！

2. 合併新舊習慣：沒有人有時間再給自己多加一樣「該做的事」。所以囉，不妨把活動的習慣跟工作電話、家庭生活與家事合併在一起。

3. 不限走路：上遊樂場、拉出你的舊單車騎一圈、跪到地上跟你的狗玩耍，都是有趣好玩的活動方式。你還可以用站著取代坐著，用地板取代沙發。沒錯，這也算「活動」！

目前為止，我們更新了「飲食與運動」的概念，也就是要控制血糖、增加肌肉、在日常生活中加入不同的活動方式。接下來，我們該跳脫傳統的減重觀念，探討新陳代謝生態系統的其他支柱，因為它們就跟我們吃的食物與我們動的方式一樣，也能夠影響食慾與體重。

第五章
睡眠是你的萬靈丹

每一種生物每天都睡覺。你知道睡眠很重要，但是你知道對飢餓、飽足、狂吃的衝動與新陳代謝來說，睡眠又有多重要？如果你知道，那麼你又知道為什麼睡眠如此重要嗎？無論你的回答是什麼，我知道一定有人跟你說過，你需要更多睡眠。但是如果你就跟三分之一的美國人一樣，你仍舊不把睡眠視為第一優先。為什麼？

其實就跟你無法嚴守節食規定的原因一樣。當最新最熱門的影集在等著你，或是忙了一天後你終於有時間盡情地滑社群媒體，「因為醫生這麼說」對成年人來說並沒效。但是一旦你了解身體如何運作，決定的權力就在你自己的手中：晚一個小時上床睡覺值得嗎？深夜那杯冷萃咖啡或紅酒會為你帶來好品質、不間斷的睡眠嗎？讀完本章後，你可以自己決定。

我們爲什麼需要睡眠？

才七十五年前，科學家還相信人體在睡眠時就完全靜止下來。我們上床睡覺，一切消失不見，我們休息，然後醒來。「但是後來我們發現，睡眠期間大腦在進行許多對生命不可或缺的活動，而且與生活品質密切相關。」約翰霍普金斯醫院的睡眠專家兼神經內科醫師馬克·吳說（Johns Hopkins Medicine，見參考文獻）。

睡眠是身體更新與復原系統的時候。組織被修復，細胞被解毒與更新，荷爾蒙被製造與調節，這其中包括調節食慾與體重的荷爾蒙。不如把睡眠視為一段一個清潔團隊清理身體與大腦的時間，讓你隔天醒來時精神飽滿、充滿活力。睡眠太少就會擾亂這個過程。

晚上沒睡好，隔天沒精神是理所當然，但是除了累，你大概還會感到昏沉恍惚、脾氣暴躁、想吃零食。大腦會在睡眠期間保留與處理資訊，所以如果睡太少，我們就會忘東忘西、難以專注。睡眠還會啟動腦中調節情緒的部分，所以缺了這部分，我們就無法適當處理壓力。睡眠對整個身體都非常重要，睡得不夠，免疫力會下降、血壓會上升、偏頭痛會加劇、血糖會失調、食慾會增……，而這只是其中幾個結果。但是有超過三分之一的人每天晚上睡不到 7 小時，而幾乎一半的人每週至少幾天睡不好。對一個生來該把生命三分之一的時間花在睡眠與復原上的物種來說，我們有嚴重的睡眠不足問題。

那麼你到底需要多少睡眠？

美國睡眠醫學學會建議每晚至少睡 7 小時，而理想的睡眠時間則因人而異。只有你知道多少睡眠能讓你隔天感覺最好。如果你需要協助來找出理想的睡眠時間，不妨使用 RISE 睡眠軟體。這個軟體利用你儲存在手機上的健康資料，並詢問一系列的問題，幫你找出你需要的睡眠時間。你也可能會發現，隨著你開始控制血糖、減少發炎，你晚上需要的睡眠時間也跟著減少。場面越髒亂，清潔的工作就越龐大，所以如果有可能，一開始能多睡就多睡。

睡眠與新陳代謝

所以，多睡覺對你有好處，懂了。但是你知道睡眠也有助於控制體重嗎？在芝加哥大學進行的一項研究，比較一批進行限制性飲食的受試者的體脂肪率與睡眠時間的關聯。與每晚睡 8.5 小時相比，每晚只睡 5.5 小時的受試者，體脂肪少減了 55%，減去的瘦體組織則多了 60%。此外，睡眠不足的受試者的飢餓感還增加了。睡眠不足時，節食者體內會產生更多的「飢餓素」，也就是引起飢餓感的荷爾蒙，而且減少能量消耗，並減少飽足荷爾蒙「瘦體素」。更有趣的是，這些受試者是在一個受控的環境中，因此儘管胃口變大，他們無法多吃。然而，他們減去的體脂肪仍舊比睡眠充足的受試者更少。

基於這個荷爾蒙失調的狀況，就不難理解睡眠不足時，我們就常常肚子更餓，而且更想狂吃垃圾食物。腦部影像研究顯示，晚間睡眠少於 7 小時時，會激發腦部尋求獎勵的部分，使我們更想吃會促使血糖驟升與胰島素釋出的食物。因此，試圖減重時，睡眠量會影響我們失去脂肪與肌肉的程度，而睡眠不足會使我們飢餓成怒。

芝加哥大學與威斯康辛大學麥迪遜分校於二〇二二年進行的一項隨機臨床試驗顯示，比起試驗期將睡眠時間增加 1.2 小時的受試者，每晚睡眠少於 6.5 小時的過重年輕人平均每天多攝取 270 大卡的熱量。

另外一項統合分析也發現，與每晚睡眠時間超過 7 小時的人相比，每晚睡眠時間少於 5.5 小時會導致白天多攝取將近 400 大卡的熱量。此外，研究人員還發現，睡眠不足的受試者更容易有狂吃的衝動，整體攝取的蛋白質也更少。

關於睡眠與新陳代謝，還有下列重要的幾點：

1. 睡眠時間少於 5 小時會使我們的飢餓荷爾蒙「飢餓素」增加 15%，使飽足荷爾蒙「瘦體素」減少 15%。所以晚上沒睡好，會使我們更飢餓。

2. 還記得胰島素是控制血糖濃度的荷爾蒙嗎？只要一晚沒睡好，胰島素阻抗就會增加 25%，造成血糖升高！胰島素阻抗會導致體重增加、體重無法減輕與新陳代謝症候群。

3. 睡眠不足會導致某些化合物的製造驟升，這些化合物似乎與大麻一樣會作用在腦中同樣的部分，使吃東西帶來更多的愉悅感，導致人想吃零食。

4. 睡眠不足時，腦部的情緒中心「杏仁核」在吃了美味的甜食與鹹食後會特別活躍，而負責做出理性決定的「前額葉皮質」則會受到抑制。腹背受敵！

5. 減重期間，比起每晚睡 8.5 小時，每晚睡眠不到 6 小時會導致少減去 55% 的脂肪，並多減去 60% 的肌肉。換句話說，節食減重期間睡眠不足，會因肌肉流失導致基礎代謝率降低。

總結起來，睡眠不足時我們會吃得更多，而且我們想吃的並不是有助肌肉生長的蛋白質。所以囉，說「弱者才睡覺」就像是在說「輸家才喝水」。

前節食者案例

無論艾蜜莉怎麼努力，她就是半公斤也減不下來。她一週劇烈健身 5 天、堅守節食規定，但是健身常奪去她睡眠的時間。我建議她持續一週把睡眠時間從 6 小時增加到 7 小時，儘管如此就表示她無法每天上健身房。那週她只能去健身 3 次，但是隔週我們碰面時，她就瘦了 1 公斤！她只是少健身、多睡覺，就變輕了。

晝夜節律

睡眠的好處不僅限於體重控制。晚間的睡眠量也會影響我們白天在工作上的表現，影響我們在人際關係中的行為，影響我們的精力狀態、決策能力、大腦功能、專注能力、自我控制、血糖控制、發炎狀況、狂吃慾望、復原時間、免疫系統與整體的心情。

但是這個影響我們白天表現的控制中心其實不是「睡

眠」，而是我們的「晝夜節律」。這是身體的生理時鐘，調節我們的醒睡週期。了解人體這個基本的節律，是了解睡眠的重要性與如何睡得更好的關鍵。

下面就是你的晝夜節律：

- 早晨六點：皮質醇濃度開始上升，眼睛與皮膚的感光細胞將陽光轉換為電子訊號，使你漸漸醒來。早晨的陽光會促進你的晝夜節律，並促使褪黑激素於 12 到 14 小時後釋出，使你晚上睡得更好。
- 下午兩點半：生長激素與睪固酮濃度開始上升。一直到下午五點半左右，這兩種荷爾蒙會居高不下，使你的健身效果最好。不是每個人都有時間下午去運動，但是如果你有時間，何不這時候去運動？
- 日落時分：身體開始為睡眠做準備，釋出瘦體素與脂聯素，脂聯素是能夠有效促使脂肪燃燒的荷爾蒙。我們的身體在睡覺時本來應該燃燒脂肪的，但是我們往往做很多事去阻礙這個天然的過程。晚上吃宵夜與過多的藍光都會阻礙這些荷爾蒙於夜間釋出。
- 晚上九點：身體開始釋出睡眠荷爾蒙「褪黑激素」。褪黑激素關閉腦部的活動，使其開始進行修復工作。然而，電視、電腦與手機的藍光會抑制褪黑激素的釋出。這也是許多人晚上睡不好的主要原因。

- 午夜十二點：午夜期間身體會進行許多重要的工作，但是前提是你在睡覺。脂肪燃燒、復原與修復工作就從此刻展開。瘦體素進入下視丘，儲存的脂肪被釋放出來。如果我們想減去脂肪，隔天不要昏沉迷糊，這就是一個非常重要的過程。所以呢？不要過了午夜才上床睡覺。
- 凌晨兩點：這時身體進入最熟睡的狀態，並開始修復損壞的細胞與組織。要使身體達到全面的修復，關鍵就是要在這個修復過程展開後，睡滿 6 小時。所以啦，再說一遍，午夜十二點之前就上床睡覺！

藍光與褪黑激素的關聯

藍光無所不在！陽光、燈泡與螢幕都會發出藍光，而它最酷的一點就是，一大早接受藍光，會完全關閉褪黑激素（睡眠荷爾蒙）的生產，使它就如同天然的咖啡。但是它不酷的一點是，在這個時代，它一天到晚都在我們臉前，包括晚上十點滑社群的時候。上床睡覺前暴露在藍光下，會抑制褪黑激素的生產，就跟早晨一樣。褪黑激素濃度通常在睡前幾小時開始上升，所以睡前 2 到 3 小時避免藍光，是不擾亂身體天然晝夜節律的唯一方式。使用抗藍光眼鏡會很有幫助，但是如果你真的想要得到最佳的睡眠品質，晚上螢幕看得越少越好。

養成良好的睡眠習慣

很多人基於各種原因而睡不好，但是新手爸媽、輪班工作人員、跨越時區出差人員與家中小孩有睡眠問題的爸媽所面臨的睡眠挑戰則最大。而輪班工作人員與父母對我們的國家、經濟與文明尤其不可或缺，但是他們就是無法得到品質良好的睡眠，讓他們在白天以最好的狀況執行重要工作。

新陳代謝生態系統的六大支柱中，睡眠曾是我最大的問題。但是一旦我發現睡眠對於新陳代謝健康有多重要，我就開始深入研究如何改善睡眠品質，深入的程度恐怕勝過多數人有意願深入的程度。我大概已經試過世界上所有的建議、祕方與裝置，就讓我跟你分享幾個最有效、而且通常不花錢的做法。

下面我們就來看看幾個解決辦法。下表列出了幾個常見的睡眠問題（左欄），以及可以嘗試的做法（右欄）。

無法入睡	▪ 這有可能是因為你的身體沒有在恰當的時機釋放出皮質醇或褪黑激素。日出後幾小時內走到戶外，身體會告訴你晚上什麼時候該想睡覺，也就是晚上十點左右（視你通常幾點醒來而定）。你需要 10 分鐘的陽光，如果是陰天，則需要待在戶外 30 分鐘。順帶一提，坐在家裡望向窗外並不管用。此外，日落時分也出去一趟，效果更好。 ▪ 上床睡覺前的 8 到 10 小時避免攝取咖啡因。沒錯，這基本上就表示只能在早上喝咖啡。要開始戒掉下午的咖啡，你可以每天提早 15 分鐘喝你當天的最後一杯咖啡，直到喝咖啡的時間不會影響到你的睡眠。 ▪ 傍晚六點左右開始把燈光調暗，而且晚上十點之後不看藍光。你可以在日落後使用具紅色鏡片的抗藍光眼鏡，避免體內瘦體素、脂聯素與褪黑激素的釋出被擾亂。

夜間醒來	▪ 工作日不要喝酒。酒精無法協助你入睡，它只是讓你更鎮靜。它作用在鎮定性神經傳導物質 GABA 上，使你在夜間潛意識地醒來好幾次。酒精還會嚴重擾亂「快速動眼期」，這是睡眠中身體與腦部進行修復的關鍵時期。 ▪ 如果於晚上十點後醒來，盡可能避免開燈，戴上你的抗藍光眼鏡，而且不要滑手機！進階竅門：夜間浴室燈可改為紅燈。
睡眠時間不固定	▪ 盡可能保持固定的睡眠時間。就算你一週只上四天夜班，還是盡可能維持上夜班時的睡眠與飲食時間。 ▪ 睡眠教練尼克．力特赫斯要他的職業選手去數 90 分鐘的睡眠週期，而非整個睡眠時間，並要他們以每週睡滿三十五個週期為目標，若有困難至少也睡三十個週期。對於無法整晚睡覺的新手爸媽來說，這個做法特別有用。 ▪ 一個我從自身經歷學到的做法：生下女兒後，我的產後治療師要我專注在每晚至少睡兩回 3 小時的覺，而不要去擔心自己有沒有「睡夠覺」。我依此安排日程與睡覺時間，讓自己盡可能睡到幾回 3 小時的覺，因此雖是新手媽媽，我仍舊覺得多少睡夠覺了。

打鼾

如果你覺得你睡得夠久了，早上起來卻仍覺得疲憊昏沉，那可能是因為你會打鼾。最新的統計數字顯示 57% 的男性與 40% 的女性會打鼾。

打鼾的原因有很多：鼻子或鼻竇阻塞、酒精、抽菸、藥物、睡姿、體重、呼吸道大小是幾個最常見的原因。打鼾會影響睡眠品質，因此很重要的是要先確定你為什麼會打鼾，然後決定處理的方式。請伴侶或室友觀察你的睡眠狀況，或是用攝影機或錄音機記錄你的睡眠狀況。

如果你：

- 閉著嘴打鼾：試試把頭部墊高 10 公分，讓舌頭與下巴往前移。
- 張著嘴打鼾：試試晚上用膠帶把嘴巴貼住（我不是在開玩笑，不信去網路上查一查）。這個做法可能聽起來很荒謬，但是它現在成為熱門的做法是有原因的。用嘴巴呼吸會導致牙齒擁擠歪曲、蛀牙、牙齦疾病、消化問題、長期疲倦與頭痛。

- 仰臥時打鼾：試試側躺著睡覺。
- 在各種睡姿都會打鼾，而且鼾聲很響很重，或是你夜間會突然醒來吸氣或有窒息的感覺，找醫師診斷是否有「睡眠呼吸中止症」。

你可以去做 stopbang.ca 上的 STOP-Bang 問卷，看看你是否可能有睡眠呼吸中止症，如果有，可以在 sleepeducation.org 找有專科認證的睡眠醫學醫師。

助眠藥

我建議在使用助眠藥前，先徹底調查睡眠問題的根本起因，並想辦法解決。但是如果你已經在採用本章的建議，想要一點額外的輔助，可選擇下面幾個經過深入研究的助眠藥。先選一個試用兩週。如果沒效，再換另外一種。也有可能合併使用對你來說效果最好，所以不妨靈活變換，直到你找到最好的組合：

- 茶胺酸（200mg）：可舒緩壓力、促進放鬆
- 甘胺酸鎂（200mg）：可放鬆身體，促進褪黑激素與 GABA 的製造
- 蘇糖酸鎂（145mg）：可鎮靜中樞神經系統
- GABA（100mg）：對大腦有鎮靜的作用，減少焦慮
- 褪黑激素（0.3-1.0mg）：依需求調整劑量，而且只能短期使用，用來告訴大腦該睡覺了

30 秒總結

1. 早晨接觸陽光：如果你只能做一件事來改善睡眠品質，就做這個：讓你的眼球（安全地）接觸陽光。瞪著手機看不算數，所以，把頭抬起來！這個做法還可以跟活動的習慣合併起來（見第四章）。

2. 傍晚調暗燈光：日落時分開始關掉不要的燈光（如果你住在白天較短的地區，傍晚六點左右開始關掉燈光）。你不需要靠燭光過日子，但是傍晚省去任何多餘的燈光，都會有幫助。

3. 減少酒精攝取：你怎麼樣也無法「哄騙」你的身體在夜間處理酒精。無論如何，變動的血糖濃度勢必會使你醒來，或者至少也使你睡不安穩。

減重產業仍舊充斥著只講求減少卡路里攝取的專家，要客戶「少吃一點」，儘管客戶已遵守所有的規則，卻仍看不到成果。沒錯，這些客戶可能有時在細節上會蒙混過關，或是整個週末大啖墨西哥乳酪醬與瑪格麗特，但是背後往往藏著更根本的原因。在我進行研究與協助客戶的這麼多年裡，我發現這「更根本的原因」幾乎總是這兩者之一：睡眠太少，或是壓力太大。或者兩者都是，因為這兩者息息相關。現在你知道如何得到更多與更好的睡眠了，接下來我們就來探討壓力這個因素。

第六章
沒錯，你可以戰勝壓力！

在短短一年半內，我經歷懷孕、生產、離婚，同時住在亞特蘭大市一間長期淹水的狹小公寓裡。我負債累累，試圖建立起自己的事業，是自己與女兒唯一的經濟支柱。我吃得太少、酒喝得太多，而且幾乎沒在睡覺。

儘管後來我終於把酒戒掉了，開始好好照顧自己的身體，對於成功的野心仍舊在一年後使我陷入職業倦怠，達到無法下床的地步。

在那一刻，也就是我真的下不了床、得跟兩歲的女兒一起打電話求救時，我下定決心徹底改變每天每刻對待自己的方式。

這一章對我來說異常重要，因為我自己親身體驗過。我想要告訴你，無論你是覺得壓力太大、感到焦慮不安、步調慢不下來或是長期吃得不夠，或者全部都是：**你不需要這樣繼續下去。**你已經開始相信在睡眠不足、仰賴咖啡、每週恐慌發作幾次的狀況下工作度日是正常的。我在這裡想告訴你，我在跌到谷底時我最好的朋友是怎麼跟我說的：這是不好，也不令人羨慕。這狀況也許很常見，但它絕對不算正常。

本章的目的不是列出各種壓力管理技巧。本章的目的是讓你了解壓力會如何擾亂你體內的新陳代謝，然後我會教你如何去預防壓力。

什麼是壓力？

首次創造**壓力**這個詞的知名生理學家漢斯・薛利將壓力定義為「身體對任何要求所產生的非特定反應」（Tan and Yip 2018，見〈參考文獻〉「壓力管理」一節）。

好吧，這個定義不是很明確。

心理學家理查・拉薩魯斯後來更進一步，稱壓力為「生物要求、內在要求或兩者同時耗費或超過個人調適能力的事件」（Monat 1991，見〈參考文獻〉「壓力管理」一節）。

簡單說來，壓力就是任何會使身體或心靈受到負擔的事物。

在這一章，我們主要會討論超過身體與心靈負擔的壓力，但是同時很重要的一點是，不是所有的壓力都是「壞壓力」。跳進冷水裡 3 分鐘、坐一趟雲霄飛車、衝刺 100 公尺對我們的身體來說都是健康的「負擔」。適量接觸健康的壓力源其實還能夠增進我們應付「壞壓力」的能力。但是跳進冷水裡 30 分鐘、無止無盡地坐雲霄飛車、連續 39 次衝刺 100 公尺就是「負擔過重」的壓力了。

二〇二二年，美國心理學會的「美國壓力」調查發現，今日美國人最常見的壓力源來自財務、人際關係、親友去世、失業、全球局勢不穩、子女教養。我相信你的壓力源也在列。但是，你的腦子會以不同的程度感受不同的壓力，而你的身體則無此區分。身體對飲食不足、運動過度、發炎、自體免疫疾病等生理壓力的反應，與對心理與情緒壓力的反應一樣（像是擔心還沒發生的事情、人際關係問題等）。

我還沒遇過不希望生活中的壓力可以更少的人。除了使生活品質更好，我們還應該為了一個更重要的理由而減少壓力，也就是壓力對於新陳代謝健康有很大的影響。而這就是我們在這一章要注重的焦點。壓力的影響無所不及，因此新陳代謝生態系統的其他支柱都屬於壓力的一環。我們的飲食、運動計畫、睡眠習慣、腸道健康與心態（見第八章）全都造成我們身體每天承受的壓力。

體重增加或無法減重會變成壓力加倍打擊你。急性的壓力，像是尖峰時段的交通或是把愛貓送去急診，可能會導致你吃冰淇淋當晚餐，因為這時身體釋放出的多巴胺會使你感到欣慰幸福。長期的壓力，像是長年下來在一個討厭的上司手下做一份艱辛的工作，可能會導致負責處理壓力的荷爾蒙系統功能下降（我們稍後就會詳細說明這一點）。辛苦一天後暴飲暴食，加上失調的新陳代謝系統，就等於腰圍不保。

身體對壓力的反應

受到壓力時，我們的體內到底有什麼反應？當你經歷生理或心理壓力時，像是一堂汗水淋漓的飛輪課或是與伴侶吵架，這個資訊會被送到杏仁核，也就是腦中處理記憶、決策與情緒的部分。杏仁核意識到有壓力時，便會警告腦部的指揮中心「下視丘」。下視丘接著便命令腎上腺釋出腎上腺素，而腎上腺素會造成心跳加快、注意力更集中，並促使血糖與脂肪從儲存處釋出以提供能量，如此使身體處於高度警覺的狀態。

這個初始的腎上腺素反應逐漸緩和後，下視丘會啟動第二波的反應，命令皮質醇釋出。壓力消失後，皮質醇的濃度也跟著下降。這就是身體對壓力的自然反應。

但是當壓力變成慢性的壓力時，問題就來了，像是持續的財務問題、一週連續 7 天劇烈健身、事情太多太忙、腸道發炎、自體免疫疾病、對自己要求過高、血糖不穩定等等。長期的壓力導致身體的壓力反應持續處於啟動的狀態，因此皮質醇與腎上腺素不是上升後又下降，而是一直居高不下。這會導致血管受損、心臟病發與中風的風險增加、高血糖、胰島素阻抗、荷爾蒙失調、腹部脂肪增加、腸道菌群功能失調、狂吃的衝動更頻繁等。

如何處理壓力

這麼多不堪的後果……我能理解你的感受。但是我們的身體是能夠處理急性壓力的，所以你不需要消除生活中的每一個壓力源才能覺得愉快。但是你可以減少生活中的慢性壓力，避免新陳代謝健康受損。下面我們就來看看幾個常見的生理與心理壓力源（這個列表當然無法列出所有的壓力源）。在這裡，我把壓力源定義為所有會促使腎上腺在一天中釋出過多皮質醇的事件。

生理壓力	心理壓力
• 睡眠不佳	• 財務壓力
• 慢性感染	• 婚姻問題
• 發炎	• 交通
• 自體免疫疾病	• 被國稅局查帳
• 環境毒素	• 缺乏界限
• 吃得太少	• 總想忙碌多產
• 運動過多	• 負面的自我對話
• 斷食期間運動	• 精神創傷
• 超低碳飲食	• 看新聞
• 間歇性斷食	• 手機上通知不斷
• 咖啡因	• 擔憂還沒發生的事情
• 血糖不穩定	• 擔憂不重要的小事
• 腸漏症	• 身為父母
• 食物不耐症	

首先，經歷婚姻問題、生活忙碌多產、養育小孩、喝咖啡本身都沒有錯。每個人都擁有處理壓力的能力，因為壓力是人類生活中很正常的一部分。不如這麼想：我們每一個人都有一個桶子可以把壓力源放進去。如果只有幾個壓力源，那就不成問題，我們仍舊可以提著桶子過日子。但是如果桶子裡裝了太多的壓力源，問題就來了。桶子變得更重了，我

們得用兩隻手才提得動，能處理其他事情的能力也變少了。如果桶子開始滿出來，那問題就真的很大了。

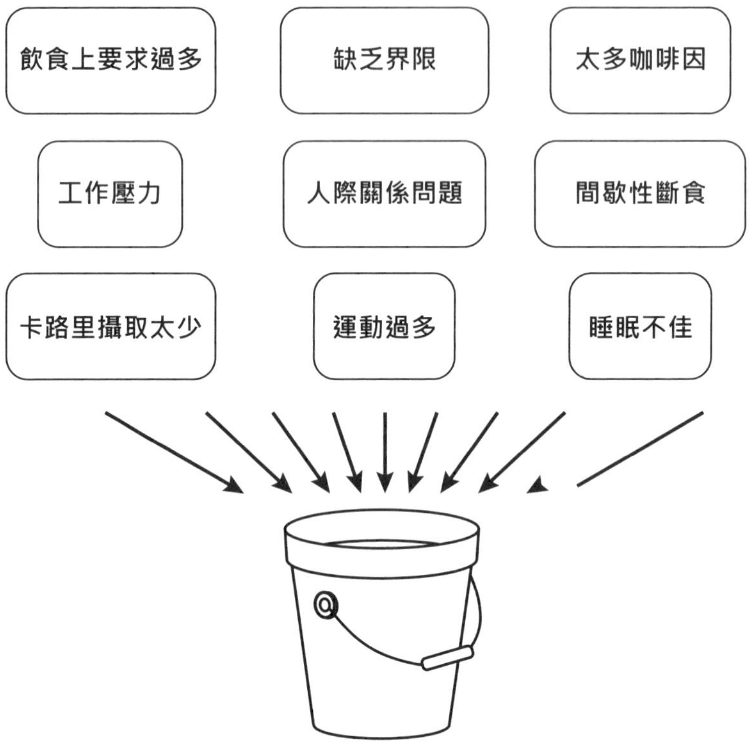

所以現在的問題就是：如何避免你的桶子太滿？

1. 移除不需要留在桶子裡的壓力源

2. 處理你無法移除的壓力源

現在你已經了解有哪些壓力源可能在影響你，讓我們來評估一下你目前實際的壓力負擔。參考之前列出的生理與心理壓力源，寫下你生活中的壓力源。之後再加上其他我沒列出、但是存在你生活中的壓力源。這個清單呈現出你目前的壓力桶。

接下來，劃掉「最容易解決的」壓力源，也就是在生活中增加不必要的壓力、而你立刻採取行動就可以輕易從桶子裡移除的壓力源。下面是幾個例子：

- 睡眠不到 7 小時
- 睡眠不到 7 小時的狀況下去健身
- 每天吃不到 50g 的碳水化合物
- 高強度健身
- 長期進行長時間有氧運動
- 間歇性斷食超過 16 小時
- 缺乏界限
- 毒朋友
- 你痛恨的家務瑣事
- 男友或女友是渣男或渣女
- 新聞

- 末日狂刷（就是在手機上狂刷負面新聞，使你相信世界末日要到了）
- 手機通知

我知道這說起來比做起來簡單，但是如果你去除不必要的壓力源，或是重新定義你與它們的關係（我在本章稍後會教你怎麼做），你立刻就可以感受到其中的好處。

舉個例子。假設你目前每晚只睡 6 小時，因為你繁忙的會計工作需要你一週工作 60 多個小時。你早上六點起床，七點出門，然後一直斷食到中午才吃東西。也許你會買一份營養的午餐，但是也許你也會一整個下午斷斷續續吃零食，因為你實在沒時間好好吃飯。你每天傍晚七點回到家，為自己倒 1、2 杯紅酒，然後邊吃零食邊做晚餐，因為你實在餓壞了（而且微醉）。然後你又繼續工作到晚上十一點。之後你躺在床上，在手機上滑社群，滑到半夜十二點才睡覺。

這麼多壓力源！讓我們把它們一一找出：

- 睡眠時間不夠
- 工作辛苦
- 工作時間太久
- 斷食

- 吃得不夠
- 傍晚喝酒
- 吃多力滋玉米片當零嘴
- 傍晚接觸大量藍光
- 滑手機
- 太晚上床睡覺

哪些可以去掉？你大概無法明天就辭掉工作。但是你可以把上床睡覺的時間漸漸提早到晚上十一點，這樣你至少可以睡滿 7 小時。你可以利用週日為工作日準備好簡單的早餐與午餐，這樣你就不會斷食 16 小時以上，一天當中大多時間都吃得不夠。你也可以把紅酒保留到週末再享用，因為酒精會影響睡眠品質。也許你可以設個鬧鐘，把滑手機的時間限制在 10 分鐘，而不要滑上 1 小時。接下來大概就是要劃清工作與生活的界限（你可以跟上司談談，看看能否減少你的工作量，這樣你就不用晚上在家加班？）這些改變不只會立刻減輕你的壓力桶，還會改善你工作日中的血糖穩定、精力狀態與清晰思維。

這不是只做一次就夠了。我建議你每個月、甚至每週重新檢視你的壓力桶。一旦你習慣了好好吃早午餐、戒掉喝酒、提早上床睡覺，那你可能還可以去處理清單上其他的壓力源，也許是與合不來的朋友斷交，或是關掉電子郵件通知（這是我個人的最愛！）。

那麼，無法移除的壓力源該怎麼辦？你當然無法輕輕鬆鬆就解決婚姻或財務問題，也無法控制早上尖峰時段的交通，而有些壓力源本來就是生命的一部分，像是死亡、搬家、新生嬰兒。但是如果你正處於一個壓力特別大的人生階段，那就這一章對你來說就更重要了。這時長期的解決辦法就是讓你的壓力桶更大。你可以增加一些工具與方法，用來處理生命中不可避免的壓力。在網路上你一定可以找到數十種減輕壓力的做法，但是我在這裡想跟你分享三種效果超強的工具，這三種工具曾協助我的客戶把壓力桶擴大到你無法想像的程度。

1. 每天清除腦中垃圾

曾經好幾天沒排便嗎？這對身體顯然不好。如果你太久沒排便，最後勢必得去看醫生。我們的身體每天都要清除體內多餘的廢物，然而，我們從來沒想到把腦中多餘的廢物也清掉。

每天清除腦中垃圾的做法就是「自由書寫」。自由書寫不是寫日記記錄你今天的遭遇或想法，而是凌亂、草率、原始的。作家經常用自由書寫的做法來突破靈感障礙或是讓創意思緒流動起來，但是你不用當作家，也可以從這個做法中受益。自由書寫的目的是清掉你腦中雜亂的念頭，騰出空間來給不同的、更好的想法。

對於每天清除腦中垃圾，我的客戶有如下的心得：

> 這個做法是我對抗焦慮的最佳防衛武器，並使我專注在想在生命中達到的事物。

> 我很喜歡在上床前隨筆塗鴉一番。我等於是「放下」當天，然後晚上可以睡得更好。

只要你願意，這個簡單的習慣可以徹底改變你的生命。

找一本筆記本或日記本跟一枝筆。設定 10 分鐘的時間，把腦中所有的想法如意識流般寫到紙上。有時候不妨別把頁面看得那麼清楚，尤其如果你是那種無法忍受凌亂的人。

不要試圖把字寫得工整清晰，我再重複一遍，不要追求工整清晰！自由書寫時，你得跟上腦中想法流動的速度。你不需要認出自己寫了什麼，寫在紙上的字句也不需要有意義。想到什麼就寫什麼，就算愚蠢也無所謂，反正也沒有人看得懂！

這一開始可能感覺起來有些奇怪，你可能也不知道該寫什麼。你的首次嘗試也許看起來就像這樣：

> 根本不知道我在寫什麼太愚蠢了我為什麼要寫這東西梅根有問題煩透了其實根本沒時間寫這東西要是我能鼓起勇氣辭職……

你可以在網路上找到上千種「寫作提示」。但是一開始時，我建議你不要使用提示。這個做法的目的是練習「放下」，而放下對於書寫內容的期望是其中的一環。這裡根本沒有期望，就把筆放到到紙上，開始寫！

每天都寫，或者一週至少 3 天。

2. 改寫劇本

二〇二〇年六月，在新冠疫情大流行期間，我才剛成為單親媽媽，就帶著一個新生寶寶陷入財務困難。我嚇壞了，完全不知道下一步該怎麼辦。一個好朋友知道我需要協助，把一個 podcast 推薦給我，從此改變了我的一生：布魯克．卡斯蒂略的《人生教練學校》。卡斯蒂略的「模型」認為想法引起感覺、感覺促使行動、行動創造結果。而最重要的是，想法不是實際狀況。哇。

比如說，我的生活狀況糟到底其實並不是我當時的狀況，而是我腦中的想法。卡斯蒂略說，我腦中的劇碼只有在法庭上可被證實時，才能被視為狀況。否則的話，就只是一個想法。而你可以改變你的想法。

我為自己、也為你把這個模型簡化了，方便你「改寫劇本」。這個做法我自己也經常使用，下面就是我個人的實例。

想法：這週有這麼多約，我這本書永遠都寫不完！

這個想法在我的體內引起正常的、健康的壓力反應。我感到恐慌、無力，厭倦了自己是個單親媽媽，得一人處理所有的事情。我可以感覺到腎上腺素開始飆高，皮質醇也開始上升。但是我習慣了使用這個做法，因此我暫停下來，意識到「我這本書永遠都寫不完」只是一個想法，而非狀況，於是我改寫劇本。

改寫劇本：跟註冊會計師的約可以為我省稅，跟財務計畫師的約可以協助我以後在派對遊艇上享受退休生活，我計畫錄下的 podcast 可以把我的訊息傳播給更多人。我是很忙，但這個階段一切都在成長，令人興奮。

哇，聽起來很棒吧？我們再試幾個：

想法：我覺得自己好胖。

改寫劇本：我今天穿的衣服不舒服。

想法：我討厭洗衣服。

改寫劇本：洗衣服是跟老媽打電話聊一聊的好時機。

想法：我永遠都減不掉這贅肉。

改寫劇本：我這一生已做過許多我從來沒想到可能做到的事情，所以減重也不例外。

你不需要相信我的話，自己去試一試，現在就試！寫下腦中三個因壓力而產生的不同想法。壓力源可以大如財務問題，也可以小如今晚沒精力給家人煮晚餐。然後改寫劇本！

這個練習最重要的部分是：寫下或閱讀改寫後的想法時，留意你心裡的感覺有何不同，還有你身體的感受有何變化。它所帶來的神奇效果，使它成為我處理壓力的前三大工具之一。

每天都做這個練習。每天早上或晚上寫下一到三個想法，然後改寫劇本。練習得越多，你就越會習慣成自然，一整天都可以在腦中自動改寫劇本。

3. 呼吸練習

呼吸練習在中國、日本、印度傳統中已使用了數千年，除了用於治療，也當作一種達到靈性覺醒的路徑。任何引導你去刻意控制呼吸的技術都是呼吸練習。呼吸練習常當作舒緩壓力的工具，能使身心都放鬆下來。

在亞利桑那大學進行的一項研究中，受試者被要求使用呼吸療法或更傳統的認知策略（如重新定義壓力，或者說就是「改寫劇本」）來處理壓力。使用呼吸練習的受試者不僅在壓力當下展現出更佳的壓力與情緒管理，連在三個月後都感受到更大的效果。

那麼，如何客觀量測壓力的大小？做法就是在受試者經歷高壓力狀況時，量測他們的呼吸與心跳。進行呼吸練習的受試者在進入高壓力狀況前，呼吸與心跳都很穩定，其他受試者則不然。研究人員從這些結果結論出，在通常會引起焦慮的狀況下，呼吸練習可緩和焦慮。

所以，為什麼光是刻意專注在呼吸上比「改變你的心態」更有效？感覺到壓力時，我們腦中進行決策的理性部位「前額葉皮質」會軟弱下來。這時我們很難說服自己理性反應。但是改變呼吸的韻律卻能引起某種生理改變，使身體達到放鬆的狀態。它減緩你的心跳，活化副交感神經系統，而副交感神經系統的作用就是使我們處於平靜的狀態。你呼吸，接著你整個身體慢下來，於是你又回到此時此刻，又能夠理性反應。

我喜歡把呼吸練習視為一種動態的冥想。如果你不喜歡靜靜坐著靜下腦子，呼吸練習就是一個很好的替代：你靜靜坐著，專注在呼吸上，額外的收穫就是可以靜下腦子！

要開始利用這個技術來處理壓力，拿出你的手機，為明天每個小時都設定鬧鐘，提醒你停下來深呼吸。數到四，慢慢深呼吸，然後再一次數到四，慢慢吐氣。重複幾次。

這個貫穿一天的簡單做法會把你帶回到你應該身處的地方，也就是此時此刻！除非是面臨緊急的危險時，否則此時此刻幾乎從來不是一個可怕的地方。我們總是去想過去發生的事、去想它們可能會如何影響我們的未來，而為自己創造這麼多的恐懼與焦慮。一旦你習慣了意識到自己的呼吸，就可以開始嘗試真正的呼吸練習。

呼吸練習有很多種，我鼓勵你去探索這個世界，找到最適合自己的做法。我個人覺得最能持續平靜我的神經系統、使我思緒清晰、並增進創意的做法是「間歇性低氧訓練」。間歇性低氧訓練以暫停呼吸（也就是屏住呼吸）的方式增進體內的二氧化碳，協助身體適應低氧狀況，並預防氧化壓力。刻意使你的身體進入像這樣一個安全的壓力狀態，同時保持冷靜、平靜與沉著，能夠增進你處理真實生活中的壓力的能力。「SOMA 呼吸法」與「冰人呼吸法」是兩種我每天都在用的間歇性低氧訓練，你可以跟著兩者的 YouTube 頻道嘗試這兩種呼吸法。我自己是喜歡看心情而定在兩者之間變換！

你可以每天進行呼吸練習，或者每週只進行幾次也會有效果喔。

30 秒總結

你無法總是控制生活中的狀況，但是你總是可以控制對些狀況的想法。本章讓你了解，你可以從壓力桶內移除哪些壓力源以減輕負擔，以及如何在這個特別的人生階段使壓力桶容量更大。

把良好的睡眠擺在第一位。運動健身，但是留意你的運動習慣是在增加壓力，還是能夠舒緩壓力。好好飲食以保持血糖穩定。注意你的消化，消化的狀況能顯示出你的神經系統運作的狀況。在陽光下散步。也許你需要治療，因此有可能就接受治療。你做得到的！

1. 壓力是體重無法減輕的主因：其中包括生理壓力，如運動過度或吃得太少，也包括心理壓力，如婚姻或財務問題，此外還有體內壓力，如慢性疾病或自體免疫疾病。

2. 減少壓力：盡可能移除生活中可控制的壓力源，如太多咖啡因、運動過度、斷食超過 12 小時等。

3. 增進受壓能力：規律進行自由書寫、改寫劇本與呼吸練習等做法。

一旦你開始在飲食、運動、睡眠與壓力處理上做出這些改變，一定會立刻在身上感覺到不同。我們在下一章進入新陳代謝生態系統的最後一個支柱時，也就是健康的腸道，我們會討論到一個難以定量的狀況，也就是「發炎」。發炎是體重無法減輕的另一個主因，但是大多數人都不知道自己的體內已潛藏著發炎的狀況。

第七章
健康的腸道

我們需要談談你的腸胃道。

要討論新陳代謝，就必須討論到發炎，要討論發炎，就必須從你的嘴巴一路延伸到肛門的管道，也就是你的腸胃道。健康的腸道是新陳代些生態系統的第六個與最後一個支柱。

但是在我們深入之前，請瞭解本章不是要詳細說明腸道健康。要完整說明腸道健康，大概可以寫出一整本百科全書。我們的腸道益菌是居住在消化道的微生物，而這些菌群對於人體內幾乎每個系統都會造成影響（如果你想深入了解這個主題，請見〈參考文獻〉）。在本書裡，我把焦點放在腸道如何影響新陳代謝健康，以及你可以採取哪些做法去保護你的腸道。我的目標是讓你意識到腸道在這個生態系統中所扮演的角色，並給你可以立刻使用的工具去對付這個沉默的新陳代謝殺手。

什麼是腸道健康？

腸道健康指的是人體腸胃道內細菌的功能與平衡。在本章，我會用到「細菌」、「微生物」或「菌群」等可以互換的名稱，指的都是生存在我們體內那條長長的消化道內的微小生物，就從嘴巴開始，最後終於肛門。我知道，想像自己的體內布滿了細菌是有些奇怪，但是這些微生物對你的健康有很廣泛的影響，像是你的消化功能、你的免疫系統、你的發炎狀況、你的大腦與身體在壓力下如何反應等等等。

我喜歡把腸胃道視為外在世界與我們的體內世界相遇的地方。我們吃下的每一樣東西都會搭上腸道微生物的火車。這裡是食物被分解、代謝、吸收與利用或排除的地方。

但是腸胃道不只是讓食物穿越全身的管道。我們的腸道菌群與吃進的食物相互作用時，會釋放出化學物質，而這些化學物質有很重要的功能，像是調節我們 75% 到 80% 的免疫系統、控制我們的新陳代謝、與我們的大腦和器官溝通。基本上，科學家與研究人員對這個複雜的系統了解越多，就越體會到腸道菌群對人體健康的很多方面都有很大的影響，其中一項就是維持體重的能力。

體內有這麼多系統都仰賴於功能正常的腸胃道，所以你可以想像，如果腸胃道裡出了什麼錯，身體的其他部分便很容易跟著出問題。而其中最大的罪魁禍首就是腸胃道發炎。

發炎是身體對討厭的狀況所產生的重要保護反應，像是病菌、感染或受傷。發炎的工作就是把更多的免疫細胞帶到受影響的部位，促使痊癒的過程開始。但是如果身體無法完全痊癒，就會維持在發炎的狀態，導致長期疲倦、長期疼痛、憂鬱、焦慮、免疫力降低、消化問題與無法減重等。

如果是腸胃道裡的發炎，頭號罪魁禍首就是有太多的「壞」細菌。發炎的狀況發生在消化道內壁，而消化道內壁猶如一道防護牆，控制什麼可以進入、什麼可以離開血流。如果消化道內壁反覆發炎，它就可能會開始滲漏，使物質可自由進出，通常就稱為「腸漏症」。

此時，有漏洞的腸胃道內壁不再是消化道與體內其他部分之間的屏障，而會容許毒素、細菌與消化不完全的食物微粒進入血流。這個狀況出現時，身體又會對這些侵入的異物產生另一個發炎反應。因此，腸胃道發炎常常會導致全身的、廣泛的系統性發炎，這有幾個很大的壞處：

1. 如果你的身體持續在撲滅發炎的火，脂肪燃燒就成為次要，因為身體要專注在使發炎狀況平靜下來。如果身體一天 24 小時都在忙著撲火，減重就變得不可能。

2. 腸胃道發炎對我們的心理健康也會有影響：在情緒、睡眠與消化上扮演關鍵角色的血清素，有 95% 都在腸胃道內生成。消化道失調會導致血清素製造下降，因而影響睡眠、情緒調節與消化道活動度。

3. 全世界每五個人當中就有三個人死於慢性發炎疾病，如中風、心臟病、癌症、肥胖、呼吸系統疾病、糖尿病等，這也是為什麼預防發炎在健康照護領域成為如此熱門與重要的議題。

4. 發炎對身體是一種負擔，而慢性發炎則是**過重的負擔**。慢性發炎是一個很大的壓力源，因此我們應努力從壓力桶中移除。

就假設你知道自己有麩質不耐症好了，但是你還是吃了那塊麵包，因為「實在太好吃了」！這時，你的身體意識到有異物侵入，於是消化道裡的血管開始擴張，並提高滲透性，讓更多的白血球來到受傷的部位。這個發炎反應就跟你割到手指時一模一樣。吃下這食物 12 到 15 小時後，發炎反應緩和下來，腸胃道進入開始痊癒的過程，但是這個過程可能需要數月的時間，而且前提是腸胃道不能再接觸到身體不耐受的食物。但是如果你繼續吃那食物，發炎反應就會一再反覆出現，直到最後消化道內壁開始瓦解滲漏。

不過不是只有食物不耐症會在腸胃道內引起發炎。其實，食物不耐症往往只是腸道菌群失調的副產品！下面是一些可導致腸道菌群失調、進而發炎的狀況：

- 人工甜味劑
- 病毒、細菌、真菌或寄生蟲引起的慢性感染
- 慢性壓力
- 環境毒素
- 胃酸過低
- 藥物，如避孕藥、非類固醇抗炎藥、氫離子幫浦阻斷劑
- 神經系統失調
- 營養不足
- 睡眠不佳
- 加工食品
- 反覆使用抗生素

腸胃道發炎時，你會有什麼反應？下面列出一些常見的症狀：

- 焦慮或憂鬱
- 痤瘡、乾癬、濕疹、皮疹
- 注意力不足過動症
- 自體免疫疾病
- 口臭
- 消化問題（腹瀉、便祕、胸口灼熱、胃酸消化不良）
- 疲倦／腦霧
- 食物不耐或食物敏感
- 脹氣
- 心臟病
- 關節疼痛／肌肉疼痛
- 免疫力低
- 季節性過敏
- 難以入睡
- 無法減重／變重

照顧你的腸道菌群

所以，很明顯，無論你是想減輕體重、感覺更好、活得更久，或者以上皆是，腸胃道健康都應擺在第一位。採用這一章所介紹的工具後，根據我的經驗，三個最快速的收穫就是消化改善、脹氣減少與皮膚變好。

而且就算你懷疑自己有腸胃道發炎或失調的狀況，你往往可以在家自己嘗試療癒的方式。首先，吃高品質富營養的蛋白質、健康脂肪與高纖碳水化合物來穩定血糖；喝足夠的水；攝入電解質；在健身房裡不要運動過度；每天活動身體；睡得好；處理好壓力。

如果四個月後症狀沒有任何改善，我建議你去找功能營養師或其他的功能健康照護者。你也許需要腸道菌相分析或額外的實驗室檢查，深入調查原因。

你就是你的腸道菌群；你的腸道菌群就是你。不過這不表示你的腸道菌群就是你的命運。你往往只要好好飲食，並清空你的壓力桶，許多腸道問題就會隨著時間消失。如果沒消失，別忘了在療癒腸道這方面有非常多的資源。

照顧好腸胃道有三個步驟：

1. **移除**會引起腸道菌群失調的因素
2. **療癒**已經產生的損傷
3. **攝取**對腸胃道有益的食物

移除

你的第一道防線就是不吃加工食品。換句話說，就是多吃原型食物。該這麼做的原因很多，但是簡單說來就是，我們的腸道菌群更偏好原型食物，像是蔬菜、水果、肉類，而非冷凍雞塊與盒裝早餐麥片。如果你想深入了解這個主題，可以找到很多很多的書（見〈延伸閱讀〉），但是下面我列出了一些你可以特別注意的食物。

在櫥櫃裡找出這些油類：芥花油、蔬菜油、葵花油、紅花籽油、玉米油、大豆油，慢慢開始把這些會引起發炎的油類換成椰子油、酪梨油與永續生產的棕櫚油。去掉含有人工甜味劑、人工香料與色素的食品，以及含有高果糖玉米糖漿、大豆蛋白或大豆蛋白粉的物品。除此之外，還有很多成分我們應該避開，但是上述這些是高度加工食品中幾個最常見的成分。此外，不要怪我，但是研究顯示酒精對腸道菌群也有不好的影響。但是我們最終的目的不是追求完美。重點是你能意識到其中的區別，有可能就把壞東西替換掉。

如果你已經把壞東西替換掉了，但是仍舊有腸胃方面的症狀，那你可能對某種食物不耐或敏感，或者是你的身體沒有製造足夠的消化酵素來分解某些食物，儘管這些食物是「健康的」食物！腸胃道裡已經有損傷時，任何種類的食物都可能引起發炎反應。生的蔬菜、奇亞籽、堅果與雞蛋是其中最常見的幾種，因為它們本來就比較難消化。如果這些食物引起你的腸胃不適，你可能得先從飲食中去掉它們（下面的〈療癒〉一節還有另外一個做法），然後開始修復你的腸胃道，以後再吃這些東西。

前節食者案例

蜜雪兒跟我共事幾星期後，每餐吃 PHFF、每週做肌力訓練 3 到 4 次，而且睡得很好。她對自己感覺很好，但是很沮喪在體型上沒有什麼改變。

每天下午兩點左右，蜜雪兒就開始脹氣，等到晚上上床睡覺時，她說自己看起來就像「懷孕六個月」。我注意到她每天中午都吃青椒，於是我要她把青椒從飲食中去掉幾星期。到了我們下一次會面時，她已經減了 3 公斤。我們後來發現，原來蜜雪兒對「茄科蔬菜」不耐，像是甜椒、番茄與茄子。我們把青椒從她的飲食中去掉，開始一套療癒腸胃的計畫，接下來幾個月她持續減輕體重，最後總共減了 7 公斤。

療癒

移除會引起傷害的食物是照顧腸道很重要的第一步，而是療癒已經產生的損傷往往被忽略。下面這個做法可以幫助療癒腸道，此外，在服用一回抗生素或是在經歷一場腹瀉或食物中毒後，我也喜歡用這個做法來調養腸道：

- 麩醯胺酸（glutamine）：一天 3g，餐間服用
- 大骨湯／大骨湯粉（bone broth）：一天 1 到 2 杯大骨湯，或是一份大骨湯粉
- 明膠（gelatin）：一天一份
- 睡眠：每晚 7 小時或更多（因為睡眠期間是身體在修復的時候！）

如果你無法消化某些食物，有可能是因為你的身體對這些食物不耐，但是也有可能是因為你的身體產生的胃酸與消化酵素不夠，因此無法消化這些食物。你的身體必須能夠分解與代謝吃下的食物！消化不良的三大警訊是胃酸消化不良、胃痛與脹氣，但是你可以自己在家用下面這個簡單的測試檢查自己的胃酸是否太少。

我的胃酸太少嗎？

讓我們來測試一下。早上一起床，就把四分之一小匙的小蘇打粉溶解在 170g 的水中，空腹喝下。如果你 3 分鐘內開始打嗝，那你大概有足夠的胃酸。如果你沒打嗝，或是 3 分鐘後才打嗝，那就大概是胃酸太少。

如果你有上述的三大警訊，我建議嘗試下列的做法：

- 消化苦味劑：額外補充消化酵素短期上有幫助，但是消化苦味劑則可以協助身體開始製造更多的消化酵素與胃酸。小小的警告：消化苦味劑有點苦喔！
- 蘋果醋：我覺得蘋果醋就跟消化苦味劑一樣不好喝，但是如果你家裡有蘋果醋，可以把 1 到 2 小匙的蘋果醋加進 2 到 3 大匙的水中，吃飯前喝下。
- 細嚼慢嚥：消化不良也許是因為消化酵素不足，但是也有可能是因為你總是在電話之間草草吞下你的食物。養成習慣把食物咀嚼成粥狀，然後再吞下，等著看脹氣消失。此外，細嚼慢嚥還可以給你的身體足夠的時間發出飽足的訊號，避免你吃太多。

- 把蔬菜煮一下：沒辦法消化生的蔬菜？那你沒必要逼自己吞下一盤生菜沙拉。稍微煮一下或蒸一下你的蔬菜，看看有沒有幫助。
- 把肉醃過：把肉先用酸性醃料醃一下，像是檸檬汁或醋，然後用壓力鍋煮，這樣可以分解肌肉纖維，便於消化。
- 斷食 10 到 12 小時：你的消化系統就像亞特蘭大市傍晚五點的州際公路 I-285（就是非常擁擠啦！），如果你不偶爾讓它休息一下，最後就會阻塞不通。從晚餐之後到隔天早晨吃早餐前，不要吃東西，讓腸胃休息一下。

攝取

照顧你的腸胃是終生的習慣，不是做一次就夠了！如果你停止運動，就會慢慢失去運動帶來的好處。同樣的道理，如果你把腸胃療癒好了，但是不繼續吃對腸胃有益的食物，就會在好細菌與壞細菌之間引起不平衡。

如同在「移除」一節所描述的，原型食物是最佳的選擇，因為它們營養更豐富，所含的發炎性成分也比加工食品少。要讓腸胃開心舒服，一個簡單的原則就是多吃植物性食物。有夠多的資料證明，我們都應依照麥可・波倫《食物無罪》（*In Defense of Food*）一書中熱門的建議生活：「吃食物，不要太多，以植物為主。」而且這個建議來自五十年的臨床營養研究。此外，變換食物的種類也很重要。你的飲食越多樣，腸道裡的細菌也越多樣。腸道菌群種類不夠多樣，更容易產生發炎與腸漏症。下面還有幾個做法供你在照顧腸道的旅程上嘗試，但是請記住，光是每天吃補充劑，並不代表你就在照顧腸道。

1. 吃益生菌：益生菌就是你腸道中的健康細菌。

- 納入發酵食品，如德國酸菜、韓國泡菜、康普茶、生的醃黃瓜、生的奶製品、自製酸種麵包、味噌、天貝。
- 服用高品質、以孢子為基礎的益生菌補充劑，如 Just Thrive。

2. 吃益生元：益生元就是你體內的益生菌賴以生長與繁殖的物質。

- 多吃纖維。吃各種水果、蔬菜、澱粉類碳水化合物、豆子、豆莢、堅果、種子。如果穀類、堅果或種子使你胃部不適，試試先把它們泡水或讓它們發芽。

- 把阿拉伯纖維膠、洋車前子或是半水解的關華豆膠加入咖啡或茶中，或是撒在食物上，增添益生元纖維。

30 秒總結

腸道裡的健康菌群會跟身體各處的細胞進行溝通，影響你的神經系統、免疫系統、消化系統、心理健康與你的新陳代謝。

1. 不健康的腸道會引起慢性發炎，而慢性發炎是體重無法減輕的主因之一。

2. 要減少腸道內的發炎，首先移除會引起腸道損傷的食物，然後療育已經產生的傷害，最後還要攝取對腸胃道有益的食物。

3. 要療癒受傷的腸道，你得確保身體能夠吸收吃進的食物與營養。你可以使用消化苦味劑；細嚼慢嚥；把蔬菜稍微煮一下；把穀類、種子、堅果先泡水；斷食 10 到 12 小時讓消化系統休息一下，這些都是幾個簡單的做法，可讓身體更容易吸收養分，恢復腸道健康。

從以上六章，你認識了新陳代謝生態系統，也就是血糖控制、肌肉、活動、睡眠、壓力管理與健康的腸道。這六個支柱共同帶領你超越與食物的對抗，使你了解自己的身體與其運作方式。我希望你現在已經體會到，你的身體不是你的敵人，你的身體其實只想為你好。這整個系統協力去調節荷爾蒙與飢餓感，並促進你的新陳代謝。你生來就有能力控制你的體重，而有了這些工具，你絕對可以把這個能力找回來。接下來就是在實際生活中學以致用的時候了。

第八章
訓練你的大腦

現在你已經深入了解新陳代謝生態系統的六大支柱了，讓我來告訴你一個祕密：如果我們把整個畫面縮小，就會看到要減輕體重、維持體重、然後不再需要節食，整個新陳代謝生態系統只佔了其中 20% 的部分。另外 80% 全在你腦中。

潛意識的力量

心智恐怕是人類最神祕的一部分了。沒錯，我們知道大腦是一個器官，知道它的構造，知道它就像電腦，透過化學物質與電子訊號處理資訊。但是「心智」卻是一個你無法定位的地方。而且其實它根本不是一個地方，而應該說是經驗的集合，包括了我們的想法、情緒、回憶與信念。而對這個使我們之所以為「人」的關鍵成分，我們還有很多不了解的地方。

我們知道的，是心智有兩部分，也就是「意識」與「潛意識」，時時刻刻掌控我們的想法、行動與經驗。「意識」

是我們此時此刻能夠感知到的，也就是我們感覺到什麼、摸到什麼、在做什麼、說什麼、經歷什麼。潛意識則包含了所有從過去經驗所得到的資訊。它會影響我們如何感覺、反應與經歷生活。根據心理學家班傑明．哈迪：「潛意識層面會影響到你的意識層面。換句話說，內在的想法，甚至是潛意識的，最終會成為你的現實」（Hardy 2021，見〈參考文獻〉「心態」一節）。

神經科學家好幾年來便已同意，而且最近的科學也證明，我們大部分的想法與隨之產生的行為都來自於我們的潛意識。

就讓我們從幾個真實生活的例子看看意識與潛意識如何運作。假設某人決定在十五年後又開始騎腳踏車。她完全不記得兒時第一次學騎腳踏車的狀況，但是她就這樣跨上腳踏車，輕輕鬆鬆就上路了。她的潛意識已儲存了所有她騎腳踏車所需的資訊，而她的意識則可以去注意停止標誌與突起的人行道邊。在這個例子裡，潛意識主動介入，使我們的生活更輕鬆。

接下來，假設某人過去十五年來每天早上鬧鐘響後都去按貪睡按鈕。現在他決定鬧鐘一響就起床，但是才過了幾天，他又開始去按貪睡按鈕。你也經歷過類似的狀況嗎？他很快就責怪自己沒有意志力，但是其實事實是，過去十五年來，他的潛意識已取得了主宰權。鬧鐘一響，他就會自動去按貪睡按鈕，因為這個決定從很久以前開始就已經不是意識在主宰了。在這個例子裡，潛意識基於過去的經驗已有一個自己的計畫，但是與我們的意識所設下的目標相衝突。

普林斯頓大學知名的「好撒馬利亞人」實驗，則是一個稍微不同的例子。一群神學生須在下一堂課跟同學佈道，但是研究人員故意拖延他們，並在教室外的走廊上安排了一個看來需要幫助的路人。儘管這群學生原本就心存宗教價值，但及時趕進教室的目標卻超越助人的道德義務，因此大多數的學生都沒有停下來幫助這路人。研究人員結論，「是衝突、而非麻木不仁」使得他們如此反應（Darley and Batson 1973，見〈參考文獻〉「心態」一節）。

重點就是，儘管我們有一定的價值觀念，卻可能有其他的目標與我們的意圖相衝突。如果我們想要改變的習慣，不如潛意識中另一個與之相衝突的目標重要，我們的意識就會找藉口來幫助我們避免改變。

那麼，該如何來影響潛意識，好讓我們實現早起（或是多吃蔬菜、一週去健身房 4 次、或是戒掉每天喝酒的習慣）的意圖呢？

邏輯層次模型

答案就是從「想要」改變生活轉移到「決定」改變生活。我第一次聽到羅伯特・迪爾茲的「邏輯層次模型」時，就體會到這就是做到這一點的辦法。這個模型不只塑造了我如何決定改變自己的生活，同時已成為我輔導客戶的必要內容。這個模型可使改變持久，即使發生暫時或應狀況而產生的行為調整也不影響。

這個模型應用了神經學的知識，解釋我們如何在生活中做出改變，並認為改變是發生在相互影響的層次上，如下面的圖表所示。這幾個層次讓我們看到，我們的想法、行動與結果全都環環相扣。根據迪爾茲所說：「每一層次的功能是綜合、組織與引導下一層次的互動……也就是說，當改變發生在更高的層次上時，就更有可能導致永久的行為改變」（Oakwater 2018，見〈參考文獻〉「心態」一節）。比如說，節食產業要我們在金字塔的最低兩層做出改變，也就是環境與行為兩個層次。它要我們改變環境，也就是成為健身房會員、清空櫥櫃，然後要我們改變行為，也就是少吃多運動。但是如果不涉及到金字塔的更高層，永久的行為改變與持續的減重效果就不太可能產生。接下來就讓我們來仔細探討每一層次，看看應用在你身上是什麼樣子。

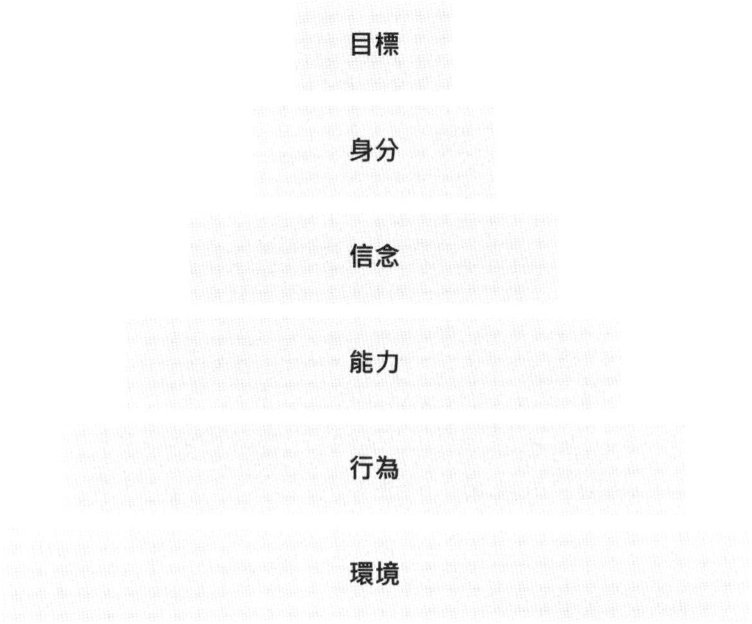

環境：哪裡

想到要在飲食與運動上改變我們的行為時，我們通常會想到做出改變的地點或場合，像是「我要加入健身房，重新開始運動」。在這個層次，行為的改變是以場地為基礎，像是家裡、辦公室、健身房、餐廳、旅館等，總之就是任何你就飲食與身體要做出決定的地方。環境常常會影響你對某一刺激的反應。

比如說，你的環境如何支持你做出的決定？你廚房裡的食物能夠支持你達到目標嗎？上餐廳吃飯時，你會選擇讓你覺得舒適自在的餐廳嗎？你喜歡你的健身房嗎？還是你一想到要上健身房就感到恐懼？

我們是有意識地就環境做出決定，所以，你可以做出哪些有意識的決定來改變環境，使你就飲食運動等做出的決策更簡單？像是如果家裡有食物與你想達到的目標相衝突，你可以把這些食物去除掉，而這也許還包括得跟伴侶或小孩說明你的目標。或者像是找到一個讓你感到溫馨自在的地方去運動，一個你真的**喜歡**去的地方！

行為：什麼

這個層次指的是你在一個環境中的行為。通常，一個行為的目標是達到一個想要的結果。而我們的行為往往會主宰我們的行動計畫，以達到預期的目標。你讀了本書到目前為止所做出的行為改變也許就包括每餐吃 PHFF、每週做幾次肌力訓練，還有每天早晨散步一小圈。

不妨想一想你目前的行為是否能幫助你達到你的目標？

欲達到一個目標時，我們通常就停止在這一個層次。

但是就如同之前我們在神學生的例子上看到的，如果有另外一個目標（熬夜看真實犯罪紀錄影集）與你的新意圖相衝突（晚上睡滿 8 小時），要改變原有的習慣就很困難。你的意識非常善於為你找藉口，而當潛意識有一個更好的理由熬夜不睡覺，意志力也無法勝過潛意識。

能力：如何

這個層次指的是各種習得的計畫、策略與技巧，用來做出改變，並在環境中引導你的行為。它們引導你做出決定，無論是意識上或潛意識的。

你在閱讀本書的同時，就是在能力層次上做出改變。你現在對於食物與身體得到的理解，會導致你在環境中產生不同的行為。你現在不是僅遵守一特定的飲食與運動計畫（行為層次），而是基於學到的知識時時刻刻為自己做出決定。

隨著你學到新知識，在行為層次上要做出改變就更容易，這是因為你對於為什麼要做出改變，有一番全新的見解。我第一次開始質疑節食產業「少吃多運動」的口號時，曾聽說重訓是比每天做有氧運動更有效的減重方式。但是我一直沒下定決心試一試，直到我讀到一篇文章，裡面解釋了為什麼。我本來對於捨棄有氧運動感到擔憂，畢竟有氧運動可以燃燒卡路里，但是新學到的科學與邏輯協助我克服這樣的擔憂，去嘗試不同的做法。這並不表示你就不能採用某種飲食計畫，也不能僱用健身教練，這只表示你現在會去重訓，是因為你得到了新的見解，理解到肌肉對新陳代謝率與身體組成有何影響，而不是因為某個教練叫你去舉重。

信念：為何

這個層次提供了某種驅動力，這個驅動力可以支持、也可以阻礙你的環境、行為與能力。信念是你**爲什麼**遵守（或不遵守）某一行動步驟，以做出改變。

我們往往基於對於自己的信念而行動，而此信念立基於過去的經驗。所以，如果你的經驗是「我老是自我破壞」與「我從二〇〇八年以來就討厭自己穿著短褲的樣子」，而你對此也深信不疑，那麼在一開始的興奮逐漸消失後，你就很難繼續利用就新陳代謝生態系統學到的知識。這種**限制型**信念阻礙你相信自己的能力。

信念就有點像雜草。有時候它們很容易拔除，重點就是要認出它們。有時候它們根深蒂固，這時就需要大量的自我反省與自我工作來拔除它們。要克服這些根深蒂固的信念，我最喜愛的幾個療法包括身體療法、「內在小孩工作」與「情緒釋放技巧／敲打」（〈延伸閱讀〉一節有更多說明）。

不過，本章稍後的練習便是很有效的第一步，可用來找出你的限制型信念。發現這些信念，往往就是你需要改變的轉捩點。

身分：誰

這是我個人的最愛！這個層次指的是「你是誰」，並顯示出你的自我價值。用「我是」表示自己的身分：我是個作家，我是個早起的人，我是個每天追求精力充沛的人。

突破限制型信念的一個方法，就是改變你的身分。我知道，聽起來很簡單吧？信念往往根深蒂固，而且立基於過去的經驗，因此有時候改變你的身分，其實是更簡單的做法。

你可以把改變身分視為**重塑品牌形象**。我的客戶辛蒂·肯普與我分享了這個想法，從此以後我就一直與客戶使用這個概念。想想你今天的自己，然後想像你自己一年後想成為的樣子，這時你已達到想要達成的目標了。這兩個人絕對**不一樣**！如果你一年後的自己跟今天的自己沒兩樣，那麼你就還沒達到為自己設下的目標。那麼，新版本的你自己看起來是什麼樣？全新的你有什麼**品牌特色**？

比如說，辛蒂決定要每天感到自信滿意時（這是她的目標），她知道自己不能繼續活在狂吃與節食的循環中、一週好幾晚喝酒，並讓磅秤決定當天的心情。辛蒂使用「我是」的句子，描述品牌換新後的自己：

1. 我是一個馬上回歸正軌的人。如果我決定看棒球時享用甜點或墨西哥玉米脆片，那我就下一餐又回去吃 PHFF 就好了，我不會把這份點心轉變為沒有節制的狂吃。

2. 我是個從不喝酒喝到宿醉的人。

3. 我是個會戴有趣、大膽耳環的人，因為我是個有趣、大膽的人。

4. 我是個常常去聽現場演唱會的人。

5. 我是個不用磅秤量體重的人。

6. 我是個每週運動 4 天的人。多忙都堅持不懈，就算只是 10 分鐘。

下面是辛蒂自己的話：

> 你能想像到的節食法，我過去十五年全都試過了。一年前的今天，我決定我受夠了，我再也不要貶低自己了。我成為一個體貼自己的人，不再站到磅秤

上量體重，而且熱愛自己身體的人，今天、明天、一年後的今天，都一樣。我減輕了 11 公斤，我對丈夫更溫柔了，我跟自己說話，就如同跟最要好的朋友說話。人們說你無法一夜之間改頭換面，但是如果下定決心，就可以。

如果你決定你是個從來不會喝酒喝到宿醉的人，你就不是只有告訴自己別喝那麼多。而是改變身分認同，告訴自己「你是個從不喝酒喝到宿醉的人」，你就會把更多精力專注在能預防宿醉的事情，而不是僅僅用意志力避免自己少喝一點。比如說，你可能會去找緩和宿醉的方式、閱讀如何戒酒的書，或是找同伴一起努力少喝酒。

目的：人生目標

這個層次指的是你的人生使命與目標。你可以將之視為引導與塑造你的生命的「更高目的」或靈性力量。

想想看你目前的目標可以如何融進你的更高目的。如果你的目標是明年夏天可以自信滿意地穿進一條短褲，把它跟某種靈性力量扯在一起感覺起來可能有點荒唐，但是也許你只是需要調整一下思考的方式。也許熱愛自己健康的身體可增進你活出人生使命的信心。

在目的這個層次上做出改變感覺起來有些深奧抽象，因此我大多從「身分」的層次上著手。但是理解你目前的目標如何融進你的人生遠景，一定也有幫助。

探索你的邏輯層次

在本章結束之前，我有一個練習給你做。不要跳過這個練習。如果你想先讀完最後一章，沒關係，但是如果你想要從本書得到最大的收穫，讀完最後一章後一定要回到這裡！

下定決心，告訴自己你現在是一個不會自暴自棄的人。你不放棄。如果你哪天對自己的身材不滿意，或是站上磅秤後痛恨上面的數字，你不再就那樣認輸放棄。你現在是自己的 2.0 版本，就這樣，自暴自棄不再是個選擇。

等你做完這個練習，並應用本書的知識繼續前進時，我的夢想是，你能夠發現愛上照顧自己是什麼感覺。如果你專注在讓自己感到自信滿意，並放下過去對自己的期望，你整個人生都會開闊起來。

設定目標

為未來十二個月設定一個目標。這個目標可以跟你的身體、健康、財務、家庭、生活狀況、人際關係有關，什麼都可以。比如說：我想要穿著我的衣服時感到性感自信。

步驟

1. 環境：列出你平常身處的環境，然後寫下每一個環境帶給你什麼樣的感覺，又如何影響你做決定。如果你覺得某些環境會使你做出與目標相衝突的決定，你能怎麼改變這個環境？制定一個行動計畫去改變這些環境。

2. 行爲：我們每天會重複大多數的習慣與行為。回想你的一天，就從早上鬧鐘響起，一直到晚上上床睡覺為止，寫下你每一項行為。有助你達成目標的行為，在旁邊打一個勾，無助你達成目標的行為，在旁邊打一個叉。打勾或打叉即可，除此之外暫時先別動這個列表。

3. 能力：你已經在讀這本書了，所以在這方面你已經領先一步了！看看你的行為列表，找出你不怎麼滿意的行為。

是否還有別的資源可以利用，協助你在這些領域做出改變？也許是關於睡眠、心態或健康腸道的書或 podcast ？你已經在考慮找專家解決你的消化問題，但是還沒開始去處理？你在健身房裡覺得沒信心，需要僱用教練來指導你？務必查看本書最後的〈延伸閱讀〉，裡面有我的個人推薦。

4. 信念：在另外一頁的頂端寫下你的目標，然後有點像寫日記一樣繼續寫下去，就用這些問題來啟發你：這個目標哪一點使你不自在？對於在十二個月後達到這個目標，你有什麼信念？你為什麼會有這些信念？是因為過去發生過的某件事嗎？也許是你幼時經歷過的事件？花 15 分鐘回答這些問題，但是如果你要花更多時間，當然也可以。之後我們會再回來這一頁。

5. 身分：花點時間想像一年後的自己，這時你已經達到你的目標了。你每天對自己有什麼感覺？你穿什麼衣服？你早上什麼時候醒來？你的人際關係如何？你做什麼開心好玩的事？然後寫下「重塑品牌」後的自己。用現在式寫，像是：

- 我是個每週健身 3 到 4 次的人。
- 我精力充沛。

- 我穿著自己的衣服時感到性感自信。
- 我能果敢自信地表達自己的渴望與需求。

6. 目的：想像你人生的最後十年。你希望自己有什麼感覺？你希望自己在做什麼？回顧自己的人生時，你最自豪的成就是什麼？你的目標如何融進這個整體的遠景？

前節食者案例

凱特琳成為「新陳代謝大改造」社群的一員已經一年，但是體重仍舊一點都沒減輕。她每天工作 12 到 14 小時，並承認總是把自己擺在最後一位。在社群裡進行了邏輯層次的訓練後，她下定決心不再當個自暴自棄的人，然後破釜沉舟地徹底落實。她第一次找出什麼會讓她感到開心滿意，而且每天都去做。做出這個決定後，她的體重幾乎立刻就開始下降，而且自此以後她從不忘記照顧體貼自己。

你今天就可以展開你的新人生！

做完這個練習後，你可能興奮地迫不及待想展開你的新人生。但是也有可能這個練習使你感到沮喪灰心、動彈不得，或甚至恐慌擔憂。

如果你是因為無法想像兩週之後、更別說一年之後的狀況而感到沮喪灰心，那可能是因為你已經沒有目標地活了這麼久，所以你完全不知道如何轉移到更有意圖的生活。你並不孤單。其實這個現象我在客戶身上常常看到！我強烈建議你進行第六章「每天清除腦中垃圾」的練習，開始清掉腦中的垃圾，騰出空間給你真正想在生命中得到的事物。在跟你處境相同的客戶身上，我體驗到這個練習真的很有效。練習一個月，之後再回到這裡，看看有沒有更容易。

如果你一想到要展望一年後的狀況就感到恐慌擔憂，那麼有可能你還有心靈創傷，或是處於存活模式。這些議題已超出本書的範圍，但是這可能是一個讓你檢視人生狀況的好機會，尤其是在專家的協助下。此外，身體療法也非常有助於釋放體內往昔的情緒與隱藏的創傷，不妨參考〈延伸閱讀〉的說明。

有時候就是有事物使我們陷在舊模式裡動彈不得，這時我們就得勇敢地踏出第一步，開始解開這個困局。而有時候，我們需要做的就只是下定決心。

你絕對有權利繼續活在你固有的信念系統裡，繼續穿你的舊品牌。但是從不改變的，就永遠不會改變。換句話說，如果狀況陷入僵局，那它就只會繼續陷於僵局，除非你下定決心做出改變。力量全在你的手中。我知道你做得到！

30 秒總結

減輕體重、不再變胖的藝術就在你自己手中。是你的知識、你的信念、你對自己的觀感，影響你在日常生活中做出的決定。

1. 我們在日常生活中做出的決定，大多數都由潛意識主宰。潛意識不仰賴意志力做出決定，因此這些決定往往是不知不覺自動做出來的。

2. 我們想要改變某個行為時，大多時候我們會直接從行為本身著手。這時問題就來了，因為我們是有意識地做出這個決定，因此常常需要意志力來實踐。

3. 要永久地改變某個行為，我們必須學會一定的技巧，才能改變行為、改變我們對於該行為的信念，並改變與該行為有關的自我身分認同。

我深深希望本章的內容與練習能夠加強你對自己的信心。如果你想看到實際的轉變，你可以在生活中的每一領域進行這些練習，一遍又一遍。一旦開始實際應用本章的知識，你就會吃驚地發現你的想法與生命也開始徹底改變。

說不定你還會納悶，這麼快就看到改變，會不會只是新手運氣好，然後等著下次去度假或甚至就這個週末固態復萌。不需要這麼想，這只是一個舊的限制型信念在作怪！而且我在背後挺著你！在下一章，我會具體說明如何應對生命一週接一週丟給你的難題，讓你再也不會「脫離正軌」。

第九章
學以致用

讀到這裡，你已經了解到你的身體如何運作，了解到心理的力量，了解到這兩者可以如何協助你創造出一個全新的自己，因此我希望你現在已經充滿自信，有信心掌握自己的命運。

那麼，如何日復一日、週復一週地應用這些知識？

第一步就是決定從此刻起意識到你每一個選擇，有意或無意的選擇都一樣。而且我有一個超級簡單的做法可以協助你週復一週地做到這一點。

沒錯！週復一週。

這個做法有三個部分，在家、旅行或甚至是度假時都可以使用。這三個部分是：

- **預覽**一週
- **度過**該週
- **回顧**該週

這整個過程每週只需花 1 個小時，但是它短期下來與長期下來為你所省下的時間，使每 1 分鐘都值回票價。

預覽

我每週五去學校接女兒之前，都會花 1 個小時預覽接下來的一週。你也可以週日晚上或週一早上來預覽，只要對你來說方便就好。

1. 寫下你腦中就下一週能想到的**每一件事**。**每一件事**，什麼都不漏掉。你可以在便條本上一項一項列出來，或是打入手機的筆記軟體也可以。
   - 行事曆上下一週有哪些事（完成期限、歡樂時光、棒球賽、預約、會議）？
   - 有哪些事目前不在行事曆上但是須加上？
   - 是否還有「家務事」？像是洗衣、買菜、洗車？
   - 週末呢？你週末有什麼計畫嗎？或是有任何想要或需要完成的事情？
   - 這些計畫會如何影響你的早餐、午餐與晚餐？
2. 加上你跟你的新陳代謝生態系統的約會，比如說：

- 3 次肌力訓練
- 上床時間：每天晚上十點關燈
- 每天花 20 分鐘做壓力舒解練習，像是呼吸練習或清除垃圾
- 每天花 20 分鐘輕快地散步

3. 下週的各種計畫會如何影響吃飯時間？有哪些事是無法變動的？你是否得彈性變動某些事情（比如說小孩週三晚間的棒球賽剛好與備餐與晚餐時間相衝突）？

4. 把上面所有的事情輸進行事曆。我自己使用 Google 日曆，但是其他的行事曆當然也可以。這步驟頭幾次可能會花點時間，但是一旦熟悉用法後，就很簡單。

生活

依照在預覽步驟制定的計畫，度過該週。關鍵就是盡可能遵守你的行事曆，但是同時也別忘了，有時候總會有突發狀況。保持彈性，放下節食產業教你的「全有或全無」心態。這樣生活一陣子後，你會開始納悶自己以前為什麼沒這樣生活！

下面就是我自己在寫這一章時那週的狀況。

週一

- 這天會議很多，所以我週末就先備好餐了。我利用第二章的自備餐搭配組合表，把果昔的成分裝成袋冷凍，早上馬上就可以打好帶走。我用了冷凍藍莓、奇亞籽、腰果，打好再加上蛋白粉與杏仁奶。我還準備了火雞絞肉、綠花椰菜與飯當午餐。我已經有乳酪絲跟酪梨了，可以加進其中一個當作健康脂肪的來源。
- 我在會議間擠進一個無器材健身練習，用來促進血液循環。
- 由於我一整天都盯著螢幕，因此我晚上特別留意不跳過放鬆身心的做法，像是泡個熱鎂鹽浴、沖澡或桑拿，最後在床上看書，協助我進入睡眠模式。

週二

- 明天是交稿日，因此我知道今天會在電腦前工作很久，甚至工作到晚上。於是我先備好早餐與午餐，晚餐則選擇我最喜愛的健康外帶餐廳。我跟同一條街上的牛排餐廳訂了無麵包起司漢堡與薯條。
- 我利用女兒早上看醫生的時間，輕快地進行一回第二區間的快走。

- 我午夜之後才上床睡覺，於是我服用低劑量的褪黑激素、200 mg 的茶胺酸與 200 mg 的甘胺酸鎂，讓身心放鬆下來。

週三

- 這天沒照計畫開始。我女兒早上五點四十五就叫醒我，所以我只睡了 5 小時左右。由於睡眠不足，我把本來計畫今天要做的肌力訓練挪到這週稍後。
- 我早上醒來時還全身僵硬，不過連續兩天工作太久後這是常見的事。於是我在這天做了點額外的活動、行動能力訓練與伸展運動。
- 我今天特別注意吃 PHFF，因為我知道睡眠不足的我可能更會嘴饞肚子餓。我如計畫吃了早餐與午餐，吃了一條蛋白棒當點心，晚餐則吃了兩片 Siete 墨西哥薄餅夾牛絞肉、乳酪、酪梨、生菜與番茄。

週四

- 早上一起床先按計畫健身，然後開始工作。我通常都是週三或週四健身，因為這兩天會議沒那麼多，我也沒藉口不健身。

- 今天早上有健身，因此我選擇澱粉類碳水化合物當早餐，沒吃我準備好的果昔。我吃酸種吐司夾奶油乳酪、燻鮭魚與酪梨，並在咖啡裡加了一匙膠原蛋白。
- 我在一整天當中不時找時間做呼吸練習。無論事情有多忙，我從來不跳過每天的壓力舒解練習，像是呼吸練習、引導冥想、自由書寫、針灸或能量工作。
- 我女兒晚餐想吃披薩，於是我們沒照計畫吃昨天吃剩的墨西哥薄餅，而是烤了一個冷凍的 Banza 披薩，上面鋪了很多雞肉香腸與蔬菜。我們還做了一大碗沙拉，裡面有綠花椰菜、黑橄欖、小番茄與香草牧場沙拉醬。〈延伸閱讀〉一節裡有一網站連結，在上面你可以找到更多我最喜愛的 PHFF 食譜。

週五

- 我預覽下一週（而且回顧這一週，下面馬上會說明），為下星期做好準備。
- 我在 Costoc 好市多上訂了菜，讓菜週末送來。因為我在預覽下一週時，發現家裡的蛋白質來源太少了。我訂了牛絞肉、冷凍蝦、雞腿（我喜歡用慢燉鍋煮成手撕雞），此外還有冷凍藍莓與櫻桃用來做果昔。

- 今天晚上的計畫是吃外帶餐、喝葡萄酒、看紀錄片。為了讓喝酒的同時盡可能保持血糖穩定，我選了一份高蛋白質晚餐，包括烤蝦、綠花椰菜、大份沙拉，加上如 Scout & Cellar 的純淨低糖葡萄酒，避免隔天宿醉。喝酒期間我還不時喝點電解質，避免脫水。

週六

- 今天我們要去湖上坐船，因此我準備了一份豐盛的 PHFF 早餐，這樣坐船時才不會嘴饞：Siete 墨西哥薄餅夾雞蛋、酪梨、菠菜、香菜、墨西哥莎莎醬。我們太愛吃墨西哥捲餅了！
- 一早起來我還做了肌力訓練，因為我喜歡利用健身房週末提供的托兒服務去健身。
- 午餐期間我喝了 2 杯伏特加蘇打調酒，並跟女兒分享一盤墨西哥玉米脆片。我還額外點了雞肉，因為額外的蛋白質可以更快促使飽足荷爾蒙的釋放。以前我吃墨西哥玉米脆片時總會吃太多，但是現在我知道怎麼樣可以盡情享用這種東西，又不會吃太多。
- 我吃了一份高蛋白、高蔬食的晚餐，有烤鮭魚、牛排、櫛瓜與番茄。

週日

- 週日是我跟女兒午餐約會的日子，我們總是選簡單舒適（像是墨西哥連鎖餐廳 Chipotle！）又可以吃到 PHFF 的地方。我通常會點一份雞肉碗或豬肉碗，裡面還有白飯（因為我覺得白飯比糙米更好吃）、乳酪、萵苣、墨西哥莎莎醬與綠莎莎醬，此外還有一碗酪梨醬。我女兒的兒童餐裡還有一小包洋芋片，所以我們沾酪梨醬分吃那包洋芋片。
- 就跟大多數的週日一樣。我們選擇兩種蛋白質、一到兩種澱粉類碳水化合物與豐富的蔬菜為下週備餐。我們煎熟蝦子、用慢燉鍋燉雞腿、在爐子上煮好飯、氣炸白花椰菜、用微波爐煮好義大利櫛瓜麵。此外我們還準備好水煮蛋當早餐與點心。家裡還有很多墨西哥薄餅，所以我知道下週做飯時有很多選擇。比如說，我可以做奶油蒜頭大蝦配義大利櫛瓜麵、墨西哥薄餅夾雞肉與酪梨、蝦子配飯加白花椰菜與酪梨，或是雞肉配飯加白花椰菜與酪梨。

現在你可能會想「了不起，梅根，但是如果我午餐就吃墨西哥玉米脆片、喝伏特加蘇打調酒，之後恐怕只會越來越脫軌。」或是「如果我週三就吃披薩，接下來整週我都會良心不安，那還不如根本不要吃」。

我了解。要克服「全有或全無」的心態，是需要練習的。但是這全掌握在你的手中，而且比你想像的容易多了，尤其是如果你聽了海莉的故事。

海莉週六通常會跟好友一起吃早午餐。她總是很期待這個與好友碰面聊天的機會，但是同時總是有一片對食物的焦慮陰雲壟罩著她，因為這場早午餐會毀壞她整週的努力，而且通常會使剩下整個週末都徹底脫軌。她週六醒來後會先不吃東西，然後在早午餐上點一份墨西哥捲餅早餐、一杯血腥瑪麗、幾杯含羞草調酒與甜點。下午小睡醒來後，她就後悔自己吃了甜點與喝了含糖的含羞草調酒。但是儘管吃了那麼多，她還是又開始肚子餓，於是她就心想「管他的」，點披薩來吃。這狀況會持續到週日，然後週一早上醒來時，她總覺得脹氣、疲憊，為自己週末的飲食行為感到羞恥。

但是海莉一旦了解自己的身體如何運作，並體會到她有力量與自由去做出不同的決定，這早午餐就開始感覺起來完全不同。

現在，她週六醒來後會打杯果昔喝，因為她知道讓自己飢餓成怒、然後早午餐時暴飲暴食並不會真的減少卡路里的攝取。她熱愛墨西哥捲餅早餐與血腥瑪莉，所以她還是會點這兩樣東西。由於肚子不是很餓，因此她只吃半個捲餅，並決定不吃甜點，但是再喝一杯酒。血腥瑪麗與捲餅可能會使她稍後有些疲倦，也會使她想吃碳水化合物，但是她覺得沒關係，一切還是很值得。她已經在計畫外帶一個無麵包漢堡當晚餐。早午餐結束後，她吃飽了，也很滿足，整個週末也沒有吃垃圾食物的衝動。她繼續過她的週末，晚上吃了她的無麵包漢堡，週日早上又喝了一杯果昔。週一早晨，海莉很高興週末與好友見了面，同時覺得精力充沛，準備好進入新的一週。

海莉是如何做到這個轉變的？她使用了我所謂的**次佳選擇架構**。

次佳選擇架構

次佳選擇架構是一個刻意的思考過程，可以用於任何狀況，用來有意識地決定是要「留在正軌」還是「脫離正軌」。像是決定吃會使血糖不穩定的東西、比原先計畫的更晚回家，或是因有突發狀況而不照計畫健身。剛開始使用次佳選擇架構時，你可能需要有意識地刻意思考每一步驟。但是隨著時間這會成為一種潛意識的習慣，你連想都不用想。這就是你在食物選擇上得到自由的關鍵。下面我們就來仔細看看怎麼做：

1. 停頓下來

- 面前突然出現一個會使血糖不穩定或不屬於你日常飲食的食物，但是你又想吃它時，先刻意停頓下來。

2. 分析兩種做法的後果

- 如果決定吃這食物，會發生什麼事？你又會有什麼感覺？它在你的體內如何被代謝？它在此刻會帶給你什麼感覺？1 個小時後呢？4 個小時後呢？如果你吃了這東西，你在情緒上會有什麼感覺？
- 如果決定不吃這食物，會發生什麼事？你又會有什麼感覺？你會去吃別的東西嗎？你 1 個小時後會有什麼感覺？4 個小時後呢？如果你決定不吃這東西，你在情緒上會有什麼感覺？

3. 做出決定，有需要時制定計畫

- 如果你決定不吃這食物，很好。
- 如果你決吃這食物，也很好！你只要問自己：**吃了這東西後，我的次佳選擇是什麼？**這可能是選擇配上哪些其他的食物一起吃，或是計畫如何處理稍後血糖驟降的狀況。

只要你能停頓下來，次佳選擇架構就非常有效。

但是有時候人不會停頓下來。有時候我們就盲目地往前衝。有時候我們一下喝了太多杯酒，然後就找不到暫停鍵了。有時候只要看到一包玉米脆片與一碗墨西哥乳酪醬擺在面前，我們就想都不想就一口氣全吃光了。而且你知道嗎？這種狀況一定會發生。問題不是**會不會**發生，而是**哪時候**會發生。那我們該怎麼辦呢？

你還是要使用次佳選擇架構！只是這時候內容有一點不一樣：

1. 停頓下來

- 發現自己脫軌時，停頓片刻，回到此時此刻，**並提醒自己你並沒有失敗，因爲在這方面你不可能失敗。**

2. 分析接下來的狀況

- 這食物在你體內會如何被代謝？它含有很多碳水化合物／糖嗎？你的血糖稍後會驟降嗎？如果會，

你可以怎麼辦？你可以怎麼做讓你血糖驟降時感覺更好一點？

3. **制定計畫**

- 決定接下來該怎麼辦。你可以去散步來穩定血糖，或是去做肌力訓練，讓肌肉內的肝糖來吸收掉部分的碳水化合物。計畫好下一餐要吃哪些能夠穩定血糖的食物。喝水，呼吸。

請記住，在使用次佳選擇架構時，無論你想到哪種解決方式，這個解決方式就是最後的正確答案。這個反完美主義的架構是你過去試過的每一種節食法都缺乏的。

也許你還記得我提過我自己最有困難的支柱是睡眠，因此我非常注意上床睡覺的時間與傍晚的放鬆習慣。但是有時候在這方面我還是得使用次佳選擇架構。比如說：

1. **停頓下來**

- 我要在兩種可能中做出選擇：跟男友共度傍晚，或是準時上床睡滿 8 小時。

2. **分析兩種做法的後果**

- 我們兩人都很忙，所以如果我今晚不跟男友見面，那我們一整週都見不到面了。而且我們還有些事情要討論，如果今晚不見面就會把事情一再拖延，最後導致的長期壓力恐怕會比一晚沒睡滿 8 小時還要多。

· 如果我決定跟男友共度傍晚，今晚可能就會睡眠不足，導致明天工作時注意力不集中，而且飢餓嘴饞。

3. 做出決定，有需要時制定計畫

- 我選擇跟男友共度傍晚。我會把明天早上八點的會議延後到十點（如果有可能），因為十點鐘時我會更清醒。我已經計畫好早餐要吃什麼果昔，也把午餐準備好了，此外還有一份高蛋白點心讓我一整天感到飽足。我把健身計畫延到後天，讓我的身體休息一天。

刻意思考自己的決定，能夠避免我們盲目行事，並把我們拉回到此時此刻。我們能夠就自己的身體與生活做出對自己最有益的決定，儘管該決定對我們立即的健康來說並不是「最好的」決定。你的身體希望你別去吃那甜甜圈嗎？當然。你的身體希望你睡滿 8 小時嗎？當然。但是我們都是人，每天都在「生活」，因此有時候跟女兒一起吃個甜甜圈或是跟伴侶共度傍晚反而更值得。

只要你能夠待在此時此刻，而沒有失去控制盲目行事，你就可以停頓下來思考片刻，並告訴自己：「我吃了兩盤義大利麵，是因為我下午沒吃點心，肚子太餓了。」然後下一次你就會記得下午要吃點東西。

節食危險區域

請拉警報，我們要進入「節食危險區域」了！

你知道我在說什麼。這些是節食法沒為你做好準備的場面，或者就是建議你只點一盤沙拉。但是這當然不管用，因為你要不就根本不會點沙拉，要不就是點了沙拉後又喝 2 杯馬丁尼與 1 杯奶昔來滿足自己。

我指的就是度假、假日、旅遊、歡樂時光、還有週末。這些惡名昭彰的節食危險區域很快就會把你拉離正軌，導致你又得「重新開始」。

但是你很幸運，因為從此刻起，你的世界再也沒有節食危險區域，因為這些狀況就只是生活的一部分，而且你完全可以自己掌控，也知道如何處理。在這些狀況中，你可以、也應該使用次佳選擇架構，不過下面還有幾個心理上與生理上的工具，協助你更容易取得成功：

1. 創造早晨小習慣：有什麼事情能夠協助你自信滿意地展開一天？這事情可以很簡單，像是喝一杯水、邊回覆電郵邊走個 10 分鐘的路，然後為自己打一杯果昔。這會告訴你的大腦，度假、週末與緊張忙碌的早晨就跟一個平常的週二沒兩樣。你像平常的週二一樣展開一天，就越可能像平常的週二一樣對待自己的身體。

2. 準備急救「迷你餐」：週末出門旅遊時這很有用。準備好幾份迷你餐，這樣你就不會每半小時就想吃軟糖。幾個很好的選擇是水煮蛋配蔬菜與沾醬、火雞肉配乳酪與葡萄、原型食物蛋白棒等。

3. 選一餐享受：度假時必用。它做起來就跟聽起來一樣簡單。出門度假時，每天選一餐享受美食，其他幾餐則吃 PHFF。比如說，早餐你可以在旅館簡單喝一杯蛋白質咖啡，午餐是捲餅夾牛肉、萵苣、酪梨醬，晚餐則隨意享用。

4. 選擇一種澱粉類碳水化合物：這是我去餐廳用餐時最愛用的做法。如果真的想吃漢堡配薯條，想好你是要吃薯條還是漢堡的麵包。要不就吃無麵包漢堡配薯條，要不就吃漢堡配沙拉。

5. 先吃蛋白質與健康脂肪：派對、烤肉與假日時我最愛用。在你的盤子上先放 PHFF，像是雞尾酒蝦、蔬菜、酪梨醬、雞翅、堅果、還有火腿乳酪拼盤上的東西。如果是烤肉，可以是起司漢堡（沒有麵包）、菜絲沙拉、烤蔬菜、還有一些魔鬼蛋。接著選擇一到兩種你愛吃的澱粉類碳水化合物，吃一份，然後繼續享受聚會。如果你沒有馬上就從零食開始吃，像是洋芋片、麵包與布朗尼，就不太可能吃太多。

6. 酒精與糖不混吃：喝酒時，糖是全民公敵第一號。糖會導致血糖大幅波動，而你的身體會優先選擇清除酒精，不顧新陳代謝。避免加糖的調酒成分、含糖的葡萄酒、利口酒與高碳啤酒。最佳的選擇是無糖成分的調酒混和烈酒，以及純淨低糖的葡萄酒。請記得，點酒時你可以要求替換成分的。去掉糖漿與蜂蜜。要求把通寧水或雪碧換成蘇打水。點一杯以龍舌蘭、些許柳橙利口酒、新鮮萊姆混和且不含龍舌蘭糖漿的瑪格麗特。

7. 週一到週五不喝酒：仿照「一月不喝酒」的運動，我每年新年都會鼓勵客戶把酒留到週末才喝。這個做法可以持續地減少酒精攝取，不會像「一月不喝酒」全有全無的做法常使人二月反而變本加厲地喝酒。跟同伴一起互相敦促最有效，所以找個朋友一起努力吧！

8. 處理宿醉的狀況：你週六晚上喝的伏特加蘇打調酒不會導致體重變重。導致體重變重的是宿醉引起的狂吃衝動。因此，第二天不要只整天躺在沙發上叫外送，不妨事先就準備好幾份你宿醉時最愛吃的 PHFF 餐食。

還記得本書一開始我說我會教你如何取回對食物的掌控嗎？這就是了。

你現在已經擁有需要的工具，可用來應付甚至是最棘手的狀況，而且你有自信時時刻刻都為自己的身體做出正確的選擇。無論是在海邊、調適分手、或是週三晚間邀好友來家裡喝酒放鬆一下，你都可以自信應對。

到目前為止，你已經預覽、計畫並度過一週了，又是開始預覽下一週的時候了。不過在進入下一週前，你得先花幾分鐘完成一個關鍵的步驟。

回顧

開始預覽下一週前，先花幾分鐘回顧過去這一週。

一週結束後進行回顧檢討並不是我發明的概念。這是一個用來增進生產力的典型做法，尤其適用於總是以「沒時間」或「這陣子生活太忙」為藉口的人。

回顧的過程其實沒有其背後的意圖重要，也就是把你從不知不覺、盲目過活的狀態中拉出來。它促使你有意圖、有意識地過日子。這是一個誠實面對自己、增進自我意識的機會。你可以看到什麼做得好、什麼沒做好，然後依此為下一週做出積極的改變。

如果你在生活中規律進行這種回顧，你以後就不會回想自己的一生，然後心想：「我這幾年到底在幹嘛？時間都到哪去了？」

這個步驟只需要花 5 到 10 分鐘，但是它可以為你在一週中創造出如此多的空間，同時依舊把你放在第一位。我自己的做法是自問下列的問題，然後像寫日記般地記錄一下，但是你當然也可以依自己喜歡的方式來進行：

- 我一整週有準備好足夠的 PHFF 餐食嗎？
- 我做肌力訓練的次數有達到原本的目標嗎？
- 我的活動量有達到原本的目標嗎？
- 我的睡眠充足嗎？
- 我有騰出時間進行舒解壓力的活動嗎？
- 我有吃多種纖維與發酵食物來照顧我的腸道嗎？

下面就是我對上述一週進行的回顧：

> 我一整週有準備好足夠的PHFF，如果脫離正軌了，也有意識地採用次佳選擇架構。我做了4次肌力訓練，但是活動量沒達到原本的計畫。下週我要利用打電話的時間走走路，或是跟其他的習慣合併起來。週二晚上我睡得很少，如果可以從頭來過，我不會選擇熬夜晚睡。隔天我一天精神恍惚，太不值得了。下一次我會選擇早起，不要晚睡。我騰出了足夠的時間進行舒壓活動，也有吃很多種富含纖維的食物，但是下週我要多買點醃黃瓜與原味希臘優格，好多吃點發酵食品。

現在我就可以應用這些新策略，開始預覽下一週。

親愛的讀者，這就是了，你現在已經擁有需要的工具來改造你的新陳代謝了！但是怎麼知道有沒有效？下面我們先來設定幾個期望。

真正測量進展的方式

別忘了這一點：節食產業使你相信你立刻就可以達到長期的成果。

所以我想趁這個機會停頓下來並提醒你：

達到長期減重效果是**需要**花時間的。

達到長期減重效果是**需要**花時間的。

達到長期減重效果是**需要**花時間的。

有些人可能 30 天內就會發現自己某些部位的尺寸減小了，有些人可能是在幾個月的過程中看到緩慢而穩定的進展，有些人可能是堅持了 3 到 4 個月之後才會看到體重稍稍下降，有些人則需要更久的時間，甚至還需要額外的實驗室檢查來找出其他因素。無論你屬於哪一種，你都應該停止對自己施加壓力，不要期望下一個月就會有一個嶄新的身體。

容我再強調一次，我追求的不是立即減重、快速的成果，或是虐待自己來練成的腹肌。而我深信第一章的亞莉克絲在恢復原來的體重、感到悲慘不堪後，一定會支持我。

我追求的是讓你在未來的好幾年對自己的身體感到自信自豪。我希望你與自己的身體契合無間，時時刻刻都清楚知道它想要什麼。

我希望你對自己充滿信任，根本不理會別人跟你說應該或不應該如何對待你的身體，包括我在內！

當然，我建議你一開始時使用本書的做法。但是一旦你開始與自己的身體越來越契合無間，傾聽你的直覺，給身體它需要的食物。多一點碳水化合物？少一點碳水化合物？早餐多一點蛋白質？這不是巫術，這只是身體自覺。現在你有身體自覺了，而隨著時間你還會越來越得心應手。多令人興奮啊！

前節食者案例

我告訴喬他的身體會開始告訴他它需要什麼時，他以為我在開玩笑。他笑著說，他的身體告訴他它唯一需要的就是百威啤酒。吃了 PHFF 才兩星期後，有一天喬跟朋友出去吃飯（好啦，他還喝了幾瓶啤酒），突然發現自己在想他需要吃點蛋白質，於是他點了個無麵包漢堡。他自己都不敢相信！

如同第三章所述的，你完全沒有必要使用磅秤，除非你關心磅秤上某個數字的程度，勝過你對於自己身體裡看起來與感覺起來的樣子。**而且**，磅秤上的數字對你的心理與生理健康一點影響都沒有。我在猜你們當中頂多只有 1% 真的認為磅秤上的數字更重要。畢竟，磅秤上的數字在你所賦予之的意義之外，根本沒有任何意義。

回頭看看第三章，複習一下如何以量尺寸與在鏡子前照相的方式追蹤進展。像下面這樣的對話，我已經數不清跟客戶進行過幾次了：

客戶：「磅秤上的數字都沒變，我好灰心啊。」
我：「那尺寸呢？你有沒有量尺寸？」
客戶：「噢，有啊！我瘦了幾公分，而且在鏡子前看得出來耶。但是我就是想不透為什麼磅秤上的數字都沒變，我真的很沮喪。」
我：「說真的，把磅秤丟掉。」

一旦你開始長肌肉，磅秤上的數字可能不會變，但是腰圍卻變小了，這樣很好！這表示你身上可以燃燒脂肪、抵抗發炎的肌肉增加了，同時又燃燒掉會引起發炎的脂肪。

我每一年都會挑戰客戶「丟掉磅秤」一個月。這個挑戰的目的是看看如果你早上不量體重，你會怎麼度過一天。你會以不同的心態看待食物嗎？如果不需要去想磅秤上的數字，你會更仔細去感覺身體是飢餓或飽足嗎？跟每天早上量體重時比起來，你整體的心情又有何不同？如果你是那種每天一定要量體重的人，而且覺得磅秤上的數字總影響你的心情或你的飲食選擇，我挑戰你把磅秤丟掉一個月！

前節食者案例

黛安娜陷入瓶頸已好幾個月。她知道自己不完美，但是仍舊覺得自己很努力做對每一件事，像是吃PHFF、運動、舒解壓力、保持睡眠品質等，儘管她不是總能貫徹。但是丟掉磅秤後才一個月，黛安娜的腰圍就減了 8 公分，不只褲子更合身，還覺得自己更有精力！她意識到磅秤過去一直在主宰她的心情，還有她的飲食選擇。她偶爾還是會放縱一下，但是現在

> 她是更有意識地去選擇，而且再也不會因為「今天體重太重」而心情不好。

你已經在開始轉變了！

不要低估你在讀這本書時所經歷的轉變。就算從本書學到的東西你一樣都還沒開始應用，你已經在體驗一種新的自由。你已經在開始成為新版本的你。

就算你在未來的一百天得每天連續使用次佳選擇架構來回到正軌，也無所謂。**重要的是你愛自己愛得夠深，所以你不屈不撓、繼續前進**。

你對自己的身體感到好奇，而且有意願去做第八章最後那困難敏感的練習，使我確信你已經在成為夢想中新版本的自己。你在感覺到的轉變，無論多微小，隨著時間都會累積起來。有一天，你會醒來自問，**等一下，我已經做到了嗎？這是新版本的我嗎？**

我寫這本書就是希望讓你看到，我們不需要對食物與體重懷著病態的執著，我們可以享受另一種生活。你有意願拋棄原來的信念，與我走上這趟旅程，因此這樣的生活對你來說已唾手可及。其實，你已經在過這樣的生活了！

在打這幾個字時，離當初打進初稿的頭幾個字已幾乎整整一年。此刻我只感到滿心的驕傲，因為你願意對自己付出，因為你願意敦促自己嘗試不同的做法。我會如此關心一個我完全不認識（而且此刻還沒看到這本書）的陌生人，感覺起來可能很奇怪，但是就如同第一章的亞莉克絲，**我一度曾是你的翻版**。我也曾身處你現在的境地，感覺到你現在的感覺，想著你現在的想法。

因此我知道，你就跟我一樣，會從此時此刻開始，雖然進展不完美但仍維持往前進。因為這就是如此，生命不會一成不變。你會進出不同的人生階段，但是你會懂得如何應對每一種狀況。你的新陳代謝大改造以及你的新人生，就從此刻開始。

致謝

大聲感謝我週邊的天使，尤其是西拉・羅賓斯與海倫娜・漢森，你們在寫書的過程中支持我、忍受我，給我空間發揮創意。大力感謝整個《改造新陳代謝啟動燃脂力》社群：你們跟我一起為這本書帶來生命。也大力感謝伊莉莎白・馬歇爾，你為我腦中的想法賦予形體，在自行出版的過程中引導我，而且從頭到尾一直是我的精神支柱。感謝 Girl Friday Productions 團隊相信本書與我的使命，尤其是奧德拉・菲金斯，因為編輯是超級英雄。勒・麥高溫，哇！謝謝你逼我寫這本書。感謝我的個人發展團隊、療癒導師與好友，琳賽・錢伯斯、凱利・甘寶、希拉・普斯坦與沙拉・艾肯尼。梅根・安德森，謝謝你在我寫書的這麼多個月中，帶 T. 上床睡覺，讓我無後顧之憂。爸爸媽媽，謝謝你們在我展開每一段新探險時，總為我感到興奮，而且從來不試圖為了我的安全勸退我。最後，S.，你是我的鏡子，謝謝你總是把我從自己的頑固倔強中拉出來。

延伸閱讀

能擠進一本書的內容有限，因此我把適於作為延伸閱讀的內容放在這一節，讓你在開始應用之前幾章學到的內容時，不會負擔太大。我列出了幾個很好的資訊來源、產品與其他資源來協助你。這個列表會一直增長與發展，所以如果你想要更多最新的建議，請前往新陳代謝大改造網站（metabolismmakeover.co），在這裡我會給你最新的資訊。

我廚房裡一定有的PHFF食材

下面讓你們看一眼我廚房裡的必備食材！我通常依照自備餐搭配組合表來備餐，因為我覺得這樣比照食譜做飯更簡單快速。我還真的查看了家裡的冷凍庫、冰箱與櫥櫃來列出下面這個單子。我的主食通常都很固定，此外我想把幾個我個人最喜愛、「受梅根認可」的牌子介紹給你。我通常會在一週開始時準備好幾份蛋白質、蔬菜與澱粉類碳水化合物，出門前組合一下，再加上一點脂肪，就可以帶走了。

蛋白質

我最喜歡在 Costco 好市多購買有機（或非有機）蛋白質了，而且一次大量購買還可以省下不少錢！

- 牛肉棒（CHOPMS）
- 有機雞胸肉、雞腿肉、牛絞肉、野生蝦（Costco）
- 有機火雞肉片（Costco）
- 放牧飼養雞蛋（來自附近的 CSA 農場）
- 蛋白粉／膠原蛋白粉：Drink Wholesome 代餐粉、Kion 乳清蛋白粉、Truvani 植物性蛋白粉、膠原蛋白肽粉（Further Food 或 Perfect Supplements）
- 蛋白棒：Nash Bar、RXBAR、Paleovalley

健康脂肪

- 酪梨
- 腰果、開心果、巴西堅果（Thrive Market）
- 腰果醬（Georgiagrinders）
- 乳酪（我通常不拘種類，但是 Kerrygold 切達乳酪與新鮮的莫扎瑞拉乳酪是我個人的最愛）
- 椰奶（Thrive Market）
- 酪梨醬（Costco）

- 鷹嘴豆泥（Costco）
- 橄欖
- 義大利青醬（Gothamgreens）

纖維

- 亞麻籽（Thrive Market）
- 冷凍有機漿果（Costco）
- 冷凍有機蔬菜（Costco）
- 微型菜苗
- 洗好切好的（生或熟）蔬菜，如綠花椰菜、白花椰菜、黃瓜與胡蘿蔔
- 做沙拉的生菜

澱粉類碳水化合物

- 酪梨油洋芋片（Siete 或 Thrive Market）
- 豆子（任何種類）
- 鹹餅乾（Simple Mills）
- 無穀玉米脆片（Siete 或 Thrive Market）
- 茉莉香米（Lundberg）
- 馬鈴薯（我們常變換種類！）

- 義大利麵（Banza、Jovial、Tolerant Foods）

調味料／醬料

- 義大利番茄醬（Rao's）
- 大骨湯（Kettle & Fire）
- 椰子氨基醬油（Bragg）
- 黃芥末醬、第戎芥末醬
- 墨西哥莎莎醬（任何種類，只要沒加糖就好）
- 醋：蘋果醋、巴薩米克醋、米醋與紅酒醋（Thrive Market）
- 礦物鹽（Redmond Real Salt）

零食

- 黑巧克力（Hu 或 Thrive Market）
- 全脂冰淇淋（Alden's）

酒品

我現在沒那麼常喝酒了，但是如果真的要喝酒，我會選下面的種類：

- Dry Farm Wines

- Scout & Cellar
- 不加味、不加糖的伏特加、琴酒、龍舌蘭、蘭姆酒或威士忌（Thrive Market）
- 蘇打水、礦泉水或賽爾脫茲氣泡水
- 新鮮水果、黃瓜片與香草當點綴
- 檸檬與萊姆

PHFF食譜

在 metabolismmakeover.co/resources 上可找到我最喜愛的 PHFF 食譜！

健身

在第三章我為你設計了一個 30 日肌力訓練計畫，在 metabolismmakeover.co/resources 上，你可以找到每個練習的影片，此外還有一個不需器材的健身計畫，適於入門或旅遊，或是你臨時想在客廳地板上健身一下時。如果你要進行第三章的 30 日健身計畫，你需要

- 兩到三組的啞鈴或彈力帶（別忘了，隨著時間你需要

漸漸增加重量）

• 一個長凳

你不需要買昂貴的器材。在寄售商店或線上二手商店通常就可以以便宜的價格買到啞鈴。軟式啞鈴（而非金屬啞鈴）握起來通常最舒服。至於長凳，也許你在家裡就可以找到合適的代用品，像是椅凳或裝飾用的長凳（確定它堅固穩定！）

睡眠

市面上有很多協助改變睡眠品質的產品，但是其中許多都很昂貴。我的建議是先從最基本、不花錢的方式做起（早上起床後接觸陽光！傍晚少接觸藍光！），見到改善後，再額外加上一到兩種工具。下面就是兩個我自己最常使用與建議、而且相對來說較不昂貴的工具。

RISE 應用程式（risescience.com）

這個應用程式可以追蹤你的睡眠債務，而且能夠敦促你注重自己的睡眠品質。你會注意到隨著睡眠債務增加，你的能量就會減少。我自己是會努力把睡眠債務維持在 10 小時以下（以 2 週為週期），因為我知道一旦我的睡眠債務超過 10 小時，我的能量水平就會猛然下滑。

Bon Charge 抗藍光眼鏡（boncharge.com）

市面上有很多抗藍光眼鏡，但是我喜歡這個牌子的，因為它品質很好，又時髦漂亮。確定一下你的抗藍光眼鏡經過測試，而且鏡片偏紅（所以可以在夜間過濾藍光）。

腸道健康

我在第七章推薦了一些營養補充劑，這些你可以在稍後的〈營養補充劑品牌〉一節找到。在這裡我則列出了幾本研究詳盡、簡單易讀、在腸道健康上特別有幫助的書：

- F*iber fueled: The Plant-Basedgut Health Program for Losing Weight, Restoring your Health, and Optimizing Your Microbiome*（作者：Will Bulsiewicz）
- T*hegoodgut: Taking Control of Your Weight, Your Mood, and Your Long-Term Health*（作者：Justin Sonnenburg、Erica Sonnenburg）

- *The Mind-Gut Connection: How the Hidden Conversation Within Our Bodies Impacts Our Mood, Our Choices, and Our Overall Health*（作者：Emeran Mayer）

心靈療癒

在這裡我列出幾個第六章與第八章提到的療癒方式。

情緒釋放技巧／敲打：這個做法是在講述創傷回憶與情緒的同時，以指尖輕敲身上的特定部位。敲打的動作會把訊息直接傳送到大腦的壓力中心杏仁核。更詳細的資訊可見敲打解方基金會的網站（tappingsolutionfoundation.org）

內在小孩工作：這個做法跟專業的治療師一起做會特別有幫助，但是你也可以獨自進行。「內在小孩」就是你內心裡仍童稚純真的部分。這個療法可讓你看到為什麼你老是重覆失調的模式與自我破壞的行為。更詳細的資訊請見 risingwoman.com/inner-child-work-healing-trauma-self-acceptance。

身體療法：身體療法的理論認為過往創傷所引起的感覺

可能會困在體內。有許多方式可將此創傷從身體釋放出來。下面這兩個是很好的起點：

- 《心靈的傷，身體會記住》（*The Body keeps the Score: Brain, Mind, and Body in the Healing of Trauma*）作者：貝塞爾・范德寇（Bessel van der Kolk）
- Ergos Institute of Somatic Education（somaticexperiencing.com）

呼吸練習：SOMA 呼吸法（somabreath.com）與冰人呼吸法（wimhofmethod.com）。

營養補充劑品牌

對症下藥地服用補充劑，可為許多人帶來很大的改變。不過補充劑產業是個令人眼花撩亂的世界，因此很重要的就是要選擇純淨高品質的補充劑，除非你想把錢直接從馬桶沖掉（真的，如果你服用的補充劑身體根本無法吸收，那就是名符其實地把錢從馬桶沖掉了。）下面是幾個我最喜愛、最信任的品牌。

Jigsaw：我特別喜歡他們的電解質與鎂補充劑，但是他們的其他補充劑我也推薦。

Just Thrive：臨床證實能「活著到達」腸道的益生菌之一。

LMNT：如果你健身大量出汗、泡桑拿浴、進行咖啡灌腸或是任何會使你脫水的事情，那麼 LMNT 的高鈉電解質產品能夠恢復你從汗水中流失的成分。

Paleovalley：我最喜歡他們方便好用的大骨湯粉、草飼牛肉棒與蘋果肉桂蛋白棒，都是極佳的高蛋白點心。

Perfect Supplements：這是我購買膠原蛋白粉、明膠、原型食物維生素 C、牛肝與多內臟補充劑等最喜愛的品牌。

Rayvi：以有機原型食物成分製成的高鉀礦物質飲料。

Re-Lyte：他們的電解質粉泡起來也很好喝，而且所含的維生素與礦物質生體可用率高。

Urban Moonshine Digestive Bitters：我使用他們的消化苦味劑，但是市面上很多其他品牌也很好。我喜歡使用液態的產品，雖然味道不是那麼好，但是把它裝進一個小噴霧瓶，用餐前噴進嘴裡，就沒那麼難吃了。

參考文獻

在這一部分，我匯集了支持本書內容最重要與最相關的研究、文章與摘要。我把它們依主題分類了，便於參考。

節食／減重

- Centers for Disease Control and Prevention (June 3, 2022) "About adult BMI." Centers for Disease Control and Prevention. Accessed November 8, 2022. https://www.cdc.gov/healthyweight/assessing/bmi/adult_bmi/index.html.
- Davy, S. R., Benes, B. A., and Driskell, J. A. (2006) "Sex differences in dieting trends, eating habits, and nutrition beliefs of agroup of midwestern college students." Journal of the Academy of Nutrition and Dietetics 106 (10): 1673–77. https://doi.org/10.1016/j.jada.2006.07.017.
- Marketdata (2022) The U.S. weight loss market: 2022 status report & forecast. Accessed November 9, 2022. https://www.researchand markets.com/r/31b44w.
- Popkin, B. M., and Hawkes, C. (2016) "Sweetening of theglobal diet, particularly beverages: Patterns, trends, and

policy responses." Lancet: Diabetes & Endocrinology 4 (2): 174–86. https://doi.org/10.1016/s2213-8587(15)00419-2.

· Rolls, B. J., Fedoroff, I. C., andguthrie, J. F. (1991) "Gender differences in eating behavior and body weight regulation." Health Psychology 10 (2): 133–42. https://doi.org/10.1037/0278-6133.10.2.133.

· San-Millán, I., and Brooks,g. A. (2018) "Assessment of metabolic flexibility by means of measuring blood lactate, fat, and carbohydrate oxidation responses to exercise in professional endurance athletes and less-fit individuals." Sports Medicine 48: 467–79. https://doi.org/10.1007/s40279-017-0751-x.

巨量營養素

· DiNicolantonio, J., and O'Keefe, J. H. (2021) "Does fish oil reduce the risk of cardiovascular events and death? Recent level 1 evidence says yes: Pro: Fish oil is useful to prevent or treat cardiovascular disease." *Missouri Medicine* 118 (3): 214–218. Accessed November 14, 2022. https://pubmed.ncbi.nlm.nih.gov/34149080.

· Di Stefano, S. (June 23, 2016) "The myth of optimal protein intake." Mind Pump Media. Accessed November 14, 2022. https://www.mindpumpmedia.com/blog/the-mythof-optimal-protein-intake.

· Harris, W. S., Mozaffarian, D., Lefevre, M., Toner, C. D., Colombo, J., Cunnane, S. C., Holden, J. M., et al. (2009) "Towards establishing dietary reference intakes for eicosapentaenoic and docosahexaenoic acids." *Journal of Nutrition* 139 (4): 804S–19S. https://doi .org/10.3945/jn.108.101329.

· Hu, F. B., Stampfer, M. J., Manson, J. E., Rimm, E., Colditz,g. A., Rosner, B. A., Hennekens, C. H., et al. (1997) "Dietary fat intake and the risk of coronary heart disease in women." New England Journal of Medicine 337: 1491–99. https://doi.org/10.1056/nejm199711203372102.

· Institute of Medicine (2005) *Dietary reference intakes for energy, carbohydrate, fiber, fat, fatty acids, cholesterol, protein, and amino acids*. Washington, DC: National Academies Press. https://doi.org/10.17226/10490.

· Lyon,g. (May 23, 2020) "Are you committing carb-o-cide?" YouTube. Accessed November 8, 2022. https://www.youtube.com/watch?v=Cg1Ng4JwxpA.

· Martinez-Gonzalez, M. A., and Sanchez-Villegas, A. (2004) "Review: The emerging role of Mediterranean diets in cardiovascular epidemiology:Monounsaturated fats, olive oil, red wine or the whole pattern?" *European Journal of Epidemiology* 19 (1): 9–13. https://doi.org/10.1023/b:ejep.0000013351.60227.7b.

· Mensink, R. P., Zock, P. L., Kester, A. D. M., and Katan, M. B. (2003) "Effects of dietary fatty acids and carbohydrates on the ratio of serum total to HDL cholesterol and on serum lipids and apolipoproteins: A meta-analysis of 60 controlled trials." *American Journal of Clinical Nutrition* 77 (5): 1146–55. https://doi.org/10.1093/ajcn/77.5.1146.

· Patterson, E., Wall, R., Fitzgerald,g. F., Ross, R. P., and Stanton, C. (2012) "Health implications of high dietary omega-6 polyunsaturated fatty acids." *Journal of Nutrition and Metabolism* 2012: 1–16. https://doi.org/10.1155/2012/539426.

· Phillips, S. M., and Van Loon, L. J. C. (2011) "Dietary protein for athletes: From requirements to optimum adaptation." *Journal of Sports Sciences* 29 (Suppl. 1): S29–S38. https://doi.org/10.1080/02640414.2011.619204.

· Power, E., and Rupsis, L. (hosts) (November 17, 2021) "Dr. gabrielle Lyon: We aren't over fat, we are under muscled." Episode in: *Health Coach Radio* (podcast). Accessed November 8, 2022. https://podcasts.apple.com/au/podcast/we-arent-over-fat-we-are-under-muscled-dr-gabrielle-lyon/id1453608008?i=1000542247128.

肌力與活動

- Attia, P. (host) (December 23, 2019) "Inigo San Millan, Ph.d.: Zone 2 training and metabolic health." Episode 85 in: *The Peter AttiaDrive* (podcast). Accessed May 19, 2022. https://peterattiamd.com/inigosanmillan.
- Bowman, K. (February 1, 2016) "What is nutritious movement?" YouTube. Accessed December 15, 2022. https://www.youtube.com/watch?v=eeN8efGa6C0.
- Buckley, J. P., Mellor, D. D., Morris, M., and Joseph, F. (2013) "Standing-based office work shows encouraging signs of attenuating post-prandialglycaemic excursion." *Occupational and Environmental Medicine* 71 (2): 109–11. https://doi.org/10.1136/oemed-2013-101823.
- Colberg, S. R., Zarrabi, L., Bennington, L., Nakave, A., Thomas Somma, C., Swain, D. P., and Sechrist, S. R. (2009) "Postprandial walking is better for lowering theglycemic effect of dinner than pre-dinner exercise in type 2 diabetic individuals." *Journal of Post-acute and Long-term Care Medicine* 10 (6): 394–97. https://doi.org/10.1016/j.jamda.2009.03.015.
- Erickson, M. L., Jenkins, N. T., and McCully, K. K. (2017) "Exercise after you eat: Hitting the postprandialglucose target." *Frontiers in Endocrinology* 8.

https://doi.org/10.3389/fendo.2017.00228.

- Huberman, A. (host) (August 15, 2022) "Dr. Peter Attia: Exercise, nutrition, hormones for vitality & longevity." Episode in: *Huberman Lab* (podcast). Scicomm Media. Accessed August 17, 2022. https://podcasts.apple.com/us/podcast/dr-peter-attia-exercise-nutrition-hormones-for-vitality/id1545953110?i=1000576100900.
- Paluch, A. E., Bajpai, S., Bassett, D. R., Carnethon, M. R., Ekelund, U., Evenson, K. R.,galuska, D. A., et al. (2022) "Daily steps and all-cause mortality: A meta-analysis of 15 international cohorts." *Lancet Public Health* 7 (3): E219–28. https://doi.org/10.1016/s2468-2667(21)00302-9.

更好的睡眠

- Academy ofgeneral Dentistry (April 6, 2010) "Mouth breathing can cause major health problems." Science Daily. Accessed November 6, 2022. https://www.sciencedaily.com/releases/2010/04/100406125714.htm.
- Al Khatib, H. K., Harding, S. V., Darzi, J., and Pot,g. K. (2016) "The effects of partial sleep deprivation on energy balance: A systematic review and meta-analysis." *European Journal of Clinical Nutrition* 71 (5): 614–24. https://doi.org/10.1038/ejcn.2016.201.

· Centers for Disease Control and Prevention (February 18, 2016) "1 in 3 adults don'tget enough sleep." Centers for Disease Control and Prevention. Accessed November 8, 2022. https://www.cdc.gov/media/releases/2016/p0215-enough-sleep.html.

· Greenfield, B. (host) (September 19, 2015) "The man behind the advanced sleep hacking tactics used by the world's most elite athletes: Meet Nick Littlehales." Episode in: *Bengreenfield Life* (podcast). Accessed August 19, 2022. https://bengreenfieldlife.com/podcast/sleep-podcasts/sleep-hacking-tactics-with-nick-littlehales.

· Hanlon, E. C., Tasali, E., Leproult, R., Stuhr, K. L., Doncheck, E., de Wit, H., Hillard, C. J., et al. (2016) "Sleep restriction enhances the daily rhythm of circulating levels of endocannabinoid 2-arachidonoylglycerol." *Sleep* 39 (3): 653–64. https://doi.org/10.5665/sleep.5546.

· Johns Hopkins Medicine (August 8, 2021) "The science of sleep: Understanding what happens when you sleep." Johns Hopkins Medicine. Accessed November 8, 2022. https://www.hopkins medicine.org/health/wellness-and-prevention/the-science-of-sleep-understanding-what-happens-when-you-sleep.

· Nedeltcheva, A. V., Kilkus, J. M., Imperial, J., Schoeller, D.

A., and Penev, P. D. (2010) "Insufficient sleep undermines dietary efforts to reduce adiposity." *Annals of Internal Medicine* 153 (7): 435–41.
https://doi.org/10.7326/0003-4819-153-7-201010050-00006.

· Schwab, R. J. (2022) "Snoring." In: "Neurologic disorders: Sleep and wakefulness disorders." Merck Manual, Professional Version. Accessed November 8, 2022. https://www.merckmanuals.com/professional/neurologic-disorders/sleep-and-wakefulness-disorders/snoring.

· Taheri, S., Lin, L., Austin, D., Young, T., and Mignot, E. (2004) "Short sleep duration is associated with reduced leptin, elevatedghrelin, and increased body mass index." *PLoS Medicine* 1 (3): e62.
https://doi.org/10.1371/journal.pmed.0010062.

· Tasali, E., Wroblewski, K., Kahn, E., Kilkus, J., and Schoeller, D. A. (2022) "Effect of sleep extension on objectively assessed energy intake among adults with overweight in real-life settings." *JAMA Internal Medicine* 182 (4): 365–74.
https://doi.org/10.1001 /jamainternmed.2021.8098.

· Walker, M. (n.d.) "Matthew Walker teaches the science of better sleep" (online class). MasterClass. Accessed

November 8, 2022.
https://www.masterclass.com/classes/matthew-walker-teaches-the-science-of-better-sleep.

· Watson, N. F., Badr, M. S., Belenky,g., Bliwise, D. L., Buxton, O. M., Buysse, D., Dinges, D. F., et al. (2015) "Recommended amount of sleep for a healthy adult: A joint consensus statement of the American Academy of Sleep Medicine and Sleep Research Society." *Sleep* 38 (6): 843–44. https://doi.org/10.5665/sleep.4716.

壓力管理

· American Psychological Association (n.d.) "Stress in America." American Psychological Association. Accessed November 8, 2022. https://www.apa.org/news/press/releases/stress.

· Castillo, B. (January 19, 2022) "What is theget Coached Model?" The Life Coach School. Accessed November 8, 2022. https://thelife coachschool.com/self-coaching-model-guide.

· Edwards, M. K., and Loprinzi, P. D. (2018) "Experimental effects of brief, single bouts of walking and meditation on mood profile in young adults." *Health Promotion Perspectives* 8 (3): 171–78.

https://www.ncbi.nlm.nih.gov/pmc/articles/PMC6064756.

· Goldstein, M. R., Lewin, R. K., and Allen, J. J. (2020) "Improvements in well-being and cardiac metrics of stress following a yogic breathing workshop: Randomized controlled trial with active comparison." *Journal of American College Health 70* (3): 918–28. https://doi.org/10.1080/07448481.2020.1781867.

· Monat, A., and Lazarus, R. S. (editors) (1991) *Stress and Coping: An Anthology*. 3rd ed. New York: Columbia University Press.

· North Dakota State University (2011) "Walking can help relieve stress." Extension and Ag Research News. Accessed November 8, 2022. https://www.ag.ndsu.edu/news/newsreleases/2011/aug-8-2011/walking-can-help-relieve-stress.

· Pahwa, R.,goyal, A., and Jialal, I. (2022) *Chronic inflammation* (internet). Treasure Island, Fla.: StatPearls Publishing. Updated August 8, 2022. Accessed August 17, 2022. https://www.ncbi.nlm.nih.gov Tan, S. Y., and Yip, A. (2018) "Hans Selye (1907–1982): Founder of the stress theory." Singapore Medical Journal 59 (4): 170–71. https://doi.org/10.11622/smedj.2018043./books/NBK493173.

健康的腸道

- Huberman, A. (host) (March 7, 2022) “Dr. Justin Sonnenburg: How to build, maintain & repairgut health.” Episode in: *Huberman Lab* (podcast). Scicomm Media. Accessed June 7, 2022. https://podcasts.apple.com/us/podcast/dr-justin-sonnenburg-how-to-build-maintain-repair-gut/id1545953110?i=1000553144505.
- Pollan, M. (2009) *In defense of food: An eater's manifesto*. New York:Penguin.
- Terry, N., and Margolis, K.g. (2016) “Serotonergic mechanisms regulating thegI tract: Experimental evidence and therapeutic relevance.” In:greenwood–Van Meerveld, B. (editor)*gastrointestinal Pharmacology*. Edinburgh: Springer, Cham, 319–42.
  https://doi.org/10.1007/164_2016_103.
- Wastyk, H. C., Fragiadakis,g. K., Perelman, D., Dahan, D., Merrill, B. D., Yu, F. B., Topf, M., et al. (2021) “Gut-microbiota-targeted diets modulate human immune status.” *Cell* 184 (16): 4137–4153. e14.
  https://doi.org/10.1016/j.cell.2021.06.019.

心態

- Darley, J. M., and Batson, C. D. (1973) “ ‘From Jerusalem

to Jericho' : A study of situational and dispositional variables in helping behavior." *Journal of Personality and Social Psychology* 27 (1): 100–108. https://doi.org/10.1037/h0034449.

- Hardy, B. (December 21, 2021) "This 10-minute routine will increase your clarity and creativity." Medium. Accessed November 14, 2022. https://medium.com/@benjaminhardy/this-10-minute-routine-will-increase-your-clarity-and-creativity-94d3ad0249a7.
- Morsella, E.,godwin, C. A., Jantz, T. K., Krieger, S., andgazzaley, A. (2016) "Homing in on consciousness in the nervous system: An action-based synthesis." *Behavioral and Brain Sciences* 39: E168.doi:10.1017/S0140525X15000643.
- Oakwater, H. (May 29, 2018) "Robert Dilts explains NLP Logical Levels of learning & change + impact of trauma (part 1)."
YouTube. Accessed November 8, 2022. https://www.youtube.com/watch?v=hrK9_ZPo790.

高寶書版集團
gobooks.com.tw

HD 155

改造新陳代謝啟動燃脂力：六大關鍵重塑代謝系統，不需節食而且永遠不再變胖

Metabolism Makeover：Ditch the Diet, Train Your Brain, Drop the Weight forgood

作　　者　梅根．漢森 Megan Hansen
譯　　者　羅慕謙
責任編輯　吳珮旻
封面設計　林政嘉
內頁排版　賴姵均
企　　劃　陳玟璇
版　　權　劉昱昕

發 行 人　朱凱蕾
出　　版　英屬維京群島商高寶國際有限公司台灣分公司
　　　　　Globalgroup Holdings, Ltd.
地　　址　台北市內湖區洲子街 88 號 3 樓
網　　址　gobooks.com.tw
電　　話　（02）27992788
電　　郵　readers@gobooks.com.tw（讀者服務部）
傳　　真　出版部（02）27990909　行銷部（02）27993088
郵政劃撥　19394552
戶　　名　英屬維京群島商高寶國際有限公司台灣分公司
發　　行　英屬維京群島商高寶國際有限公司台灣分公司
法律顧問　永然聯合法律事務所
初版日期　2025 年 03 月

國家圖書館出版品預行編目（CIP）資料

改造新陳代謝啟動燃脂力：六大關鍵重塑代謝系統，不需節食而且永遠不再變胖 / 梅根．漢森 (Megan Hansen) 著；羅慕謙譯．-- 初版．-- 臺北市：英屬維京群島商高寶國際有限公司臺灣分公司，2025.03
面；　公分．--（HD 155）

譯自：Metabolism makeover : ditch the diet, train your brain, drop the weight forgood

ISBN 978-626-402-196-8(平裝)

1.CST: 新陳代謝疾病　2.CST: 減重　3.CST: 健康法

415.59　　114001594